KB117316

근육에서
나오는
만능 호르몬,
마이오카인

사람의집은 열린책들의 브랜드입니다.
시대의 가치는 변해도 사람의 가치는 변하지 않습니다.
사람의집은 우리가 집중해야 할 사람의 가치를 담습니다.

근육에서 나오는 만능 호르몬, 마이오카인

안철우, 김유식, 정혜경 지음

☖ 사람의집

머리말

생기 있는 그 여자, 활력 있는 그 남자의 비밀은?

사람들은 근육을 무엇이라고 생각할까? 움직이고 힘쓰는 데 필요한 장기? 탄탄한 몸매를 만드는 기본 조건? 모두 틀리지 않는 말이다. 그러나 근육은 〈내분비 기관〉 역할도 한다. 근육에서 호르몬이 나온다는 얘기로, 이것이 근육의 재발견이다.

생기 있는 여성과 활력 있는 남성은 본인뿐 아니라 주변을 밝게 한다. 어떤 사람은 기운이 넘치고 어떤 사람은 기운이 없고 늘 피곤하다. 컨디션이 좋은 날이 있으면 이유 없이 짜증 나고 대인 관계가 엉망인 날이 있다. 분명 같은 사람인데 달라 보이는 날이 있고, 또 내가 나 같지 않은 날이 있다.

그 이유는 무엇일까? 바로 호르몬이다. 나이가 들면서 몸매가 망가지고 일이 힘에 부치면 진시황이 찾아다녔다는 불로초가 어디 없을까 하고 다들 떠올린다.

의학계는 최근 발견한 근육 호르몬, 즉 〈마이오카인myokine〉에 주목하고 있다. 여러 호르몬이 궁극적으로 근육 호르몬을 매개로 대사에 관여하고, 근육 호르몬 역시 여러 가지 호르몬에 영향을 미치고 있다는 사실이 밝혀졌기 때문이다. 실제로 근육 호르몬 해법을 잘 찾아낸다면, 근육은 늘리고 지방을 분해하고 잃어버린 활력을 되찾을 수 있다.

　근육 호르몬에는 나이보다 10년 젊어 보이는 절대 동안의 비결이 있으며, 대사 노화와 감정적, 정신적 회춘의 해법이 있다. 이런 근육 호르몬이 균형과 조화를 이룬다면 건강하고 행복한 삶이 완성되리라고 굳게 믿는다.

　이 책은 중년 건강에 중요한 근육 호르몬을 소개하고, 근육 호르몬의 기능을 되살리는 식사와 운동 등 생활 수칙을 담고 있다. 특히 맞춤형 고민 해결사, 쉽게 실천하는 근육 호르몬의 자연 요법을 강조한다. 호르몬은 비타민과 달리 스스로 분비하는 생체 화학 물질이기에 자기 주도 학습법으로 체득해야 한다. 여기에 소개된 단계별 식사와 운동, 그리고 생활 팁 등을 꾸준히 실천한다면 매우 가능한 일이다. 자, 이제부터 다양한 호르몬과 함께 유기적으로 연결된 근육 호르몬의 창문을 힘차게 열어 보자.

　　　　　　　　　　　　　　　　　　　　　　안철우

차례

머리말   5

1부 | 호르몬이란? 안철우

   1   새로 쓰는 중년의 의미   11

   2   생로병사의 비밀 열쇠는 호르몬에 있다   15

   3   호르몬과 친해지면 젊음이 보인다   21

   4   알고 보면 우리 몸의 실세   27

   5   피곤한 데는 다 이유가 있다   31

   6   호르몬이 보내는 질병의 SOS   36

   7   감정 버튼을 눌러 주는 행복 메신저   40

2부 | 운동으로 키운 허벅지는 보물 곳간 김유식

   1   지금 운동하고 있습니까?   51

   2   운동하면 왜 건강해질까?   68

3부 | 근육과 영양 정혜경

1	근육과 관련된 영양소들	187
2	단백질	191
3	단백질의 섭취 전략	213
4	단백질 외에 근육에 도움 되는 영양소	227
5	음식과 식단	237

맺음말   257

호르몬이란?

안철우

1
새로 쓰는 중년의 의미

언제부터가 중년일까?

영원히 놓치고 싶지 않은 〈젊음〉이란 과연 무엇을 의미하는 것일까? 어떻게 하면 조금 더 젊고 건강한 중년의 삶을 살 수 있을까? 중년이라고 하면 막연히 40~50대 정도의 연령대를 떠올리겠지만, 의학적인 의미에서 좀 더 정확히 말하면 다양한 갱년기 증상이 시작되는 시기라고 할 수 있다. 이는 남성의 남성 호르몬, 여성의 여성 호르몬이 감소하는 시기를 말한다.

남성은 남성 호르몬이 감소하면 근력이 줄어들고 체지방은 늘어나며, 피로와 우울을 자주 느끼고 기억력이 떨어진다. 또한 발기 부전이나 성욕 감소 등 전반적인 성 기능이 떨어진다. 여성은 폐경기를 즈음하여 여성 호르몬이 감소하면서 피로와 우울증이 증가하고, 얼굴이 화끈거리며 붉어지는 안면 홍조, 수면 장애, 피부 건조와 위축으로 인한 주름과 기미, 각종 비뇨기와 생식기 질환, 골다공증, 관절통 등을 겪는다.

그러나 이러한 증상만으로 중년을 단정 짓기는 점점 어렵다. 현대인 수명이 길어지면서 노년의 기준과 시작점에 대한 인식이 예전과 달라지고, 이와 더불어 중년의 개념도 달라지고 있기 때문이다. 50세 동갑내기 친구끼리도 겉모습과 신체, 마음이 더 건강하고 젊은 사람이 있는가 하면, 또래보다 더 나이 들어 보이고 건강하지 못한 사람도 있다. 20대인데도 웬만한 40대보다 쇠약한 사람이 있고, 40대이지만 20대만큼 건강한 사람도 있다. 그래서 나이 자체에 연연하는 것은 별로 의미가 없다.

최근 미국 『타임』에 인간 수명을 142세까지 연장할 수 있다는 기사가 나와 화제가 됐다. 〈라파마이신rapamycin〉이라는 항생 물질을 쥐와 개에게 적용하는 동물 실험을 했는데, 노화를 억제하고 수명을 연장하는 효과가 나타났다. 이것을 인간 나이로 계산해 보니 142세까지 살 수 있다는 결과가 나온 것이다. 앞으로 의학이 더 발달하면 수명 연장의 꿈이 현실에서 이루어질 날이 머지않을지 모른다. 만약 정말로 사람이 140세까지 살 수 있다면 중년의 개념 또한 확 달라질 것이다. 50세 정도는 너무 젊어서 더 이상 중년이라고 부르지 않을 수도 있다.

우리는 이런 수명 연장의 꿈에 대해 다소 회의적이다. 왜냐하면 단순한 수명 연장이 진정한 의미의 건강을 보장하는 것은 아니기 때문이다. 가령 70세부터 140세까지 각종 질병에 시달리는 노년으로 살아야 한다면, 그것이 진정한 의미의 수명 연장이라고 할 수 있을까?

그렇다면 노화를 최대한 늦추고 건강과 젊음을 유지하려면 어떻게 해야 할까? 내분비학을 연구하는 처지에서는 아무래도 인체 대사와 면역 측면에서 젊음과 건강을 바라보게 된다. 신체 기능을 망가뜨리는 질환, 예를 들어 전염병, 만성 질환, 암과 같은 난치병을 이겨 내고 극복하는 기반은 면역력과 대사 과정에 있다. 그리고 이런 기능을 원활하게 만드는 건강의 보루는 혈액과 혈류, 혈관에 있다. 혈액과 혈관이 제 기능을 하고, 몸속 모든 장기의 대사가 순조롭게 유지되기 위해서는 무엇보다 인체 시스템의 기반인 호르몬 균형이 잘 유지되어야 한다.

그래서 우리가 생각하는 노화 예방이란 곧 〈혈관 노화 방지〉를 의미하고, 이는 결국 〈호르몬 균형 유지〉를 뜻한다. 호르몬 균형점을 상실할 때 사람은 여러 질병에 걸리고, 균형을 잃어버린 몸은 실제 나이와 상관없이 건강과 장수와는 멀어

진다. 이런 의미에서 중년이란 오히려 적극적으로 신체 건강
의 균형을 점검하고 되찾을 결정적인 기회의 시기가 될 수
있다.

2
생로병사의 비밀 열쇠는 호르몬에 있다

호르몬을 아는 것은 더 행복해지기 위한 노력

예로부터 나라가 발전하고 백성이 평안하게 살 수 있게 하려면 왕과 정치가들이 그 나라의 〈물〉부터 잘 다스려야 한다는 오랜 믿음이 있었다. 한자의 다스릴 치(治) 자에 물 수 변이 있는 것을 보아도 알 수 있다. 이것은 우리 몸의 건강을 다스리는 원칙과 전략에도 적용된다. 인체 내부를 흐르는 물이 어느 한 지점에서도 막힘 없이 순환해야 무병장수하는 몸이 되는 것이다. 사람이 병에 걸리거나 쇠약해진다는 것은 몸속에서 원활하게 흘러야 할 것들이 제대로 흐르지 못하거나 어디선가 막혀 있다는 뜻이다.

최근 첨단 의학 분야 중에 혈액 흐름을 연구하는 혈유변학이 있다. 강둑이 무너지기 전에 유속에 문제가 생기고 유속은 입자 문제에 귀결하듯이, 적혈구의 일생이 혈류와 혈관에 문제를 일으키고 건강을 잃게 한다. 이러한 전제에서 호르몬의 역할은 불가분하다.

모든 인간은 청년기에 건강과 아름다움, 기능상의 정점을 찍은 뒤에 세월의 흐름에 따라 점점 쇠약해지고 각종 질병에 걸려 여기저기 아프거나 고장 나는 곳이 많아진다. 그래서 우리가 가진 통념 중에 〈나이는 못 속인다〉, 〈나이 드는 건 어쩔 수 없다〉 등이 있다. 나이 든다는 것은 점점 약해지고 무기력해진다는 것이며 우울하고 무력한 감정이 든다는 것이다. 이 것이 노화에 대한 일반적인 관념이다. 노화는 어쩔 수 없는 자연의 섭리이자 유한한 인간이 따라야 할 순리이며 감히 한낱 인간이 노화를 억제하고 수명을 연장하기 위해 노력한다는 것은 자연의 섭리를 거스르는 것으로 생각하였다. 지금까지는 그렇다.

젊음의 원천이자 수단

그러나 현대 의학계는 노화에 대한 기존 통념을 깨기 위해 끊임없이 도전했다. 신체 노화 과정이 어떻게 진행되는지 그 비밀을 알아내고, 각종 질병의 원인을 찾아내며, 노화 속도를 늦추고 억제하여 인간 삶의 질을 높였다. 인간이 더 건강하게 오래 살 방법을 밝혀 내는 중이다. 그 중심에 있는 것이 바로 우리 몸속 호르몬에 대한 이해와 연구이다.

　나는 의대생 시절부터 〈인간 생로병사의 비밀이 바로 호르몬에 있는 것이 아닌가?〉라는 생각에 골몰해 왔다. 전공인 〈내분비〉라는 말의 뜻도 뭉뚱그려 설명하면 결국 호르몬을 연구하고 치료하는 분야라고 할 수 있다. 전공의 때 접한 윌리엄 리젤슨의 『노화혁명』은 〈호르몬 칵테일 요법〉을 소개한다. 인체 기능에 중요한 역할을 하는 여러 가지 호르몬을 칵테일 제조하듯이 조합하여 노화를 방지할 수 있다는 내용이다. 이 책을 접한 후 개인적으로 호르몬 영향력에 대해 경도되고 매료되었던 기억이 있다. 그 후 지금까지 호르몬을 연구하면서 호르몬이야말로 오래전부터 인간이 그토록 찾아 헤매던 젊음의 원천이자 수단이 될 수 있음을 확신하게 되었다. 호르몬의 균형을 어떻게 조절하느냐에 따라 수많은 질병을 개선하고 극복하여 더 건강해질 수 있기 때문이다.

호르몬 기능이 떨어질 때 노화가 시작된다

호르몬은 우리 몸 안에 있는 일종의 화학 물질이다. 인체 균형을 잡아 주고 본연의 기능을 유지하기 위해 여러 신체 기관과 서로 정보를 주고받는 역할을 한다. 사람 몸속에는 호르몬을 분비하는 장소와 호르몬이 작용하는 기관이 여러 군데 분포

하는데, 이 기관들 사이에서 정보를 전달하는 일을 하는 것이 바로 호르몬이다. 즉 끊임없는 정보 전달과 교환으로 우리 몸이 원활하게 순환하고 기능을 유지하도록 해주는 것이다.

호르몬 수는 1,000~3,000여 개나 된다. 하지만 의학계에서 밝혀낸 인체 호르몬은 겨우 100개도 안 된다. 지금까지 알려진 호르몬도 그 기능이 계속해서 연구되고 있고, 정체조차 모르던 호르몬들이 지금도 새로 발견되고 있다. 호르몬은 미지의 세계이자 탐험하지 않은 신세계이다. 이 말은 앞으로 호르몬을 적절히 잘 이용하기만 한다면 매우 많은 질병을 치유할 수 있는 해답을 찾을 수 있다는 뜻이다.

호르몬 측면에서 노화는 어떻게 진행될까? 신체 노화란 호르몬 발생, 분비, 조절에 변화가 생기면서 호르몬 농도나 기능이 전반적으로 감소하는 것을 의미한다. 노화 진행은 이 과정과 밀접한 관련이 있는 것으로 알려져 있다. 호르몬 기능이 떨어지면 가장 먼저 나타나는 현상은 신체 기관의 활력이 떨어진다는 점이다. 다쳤을 때 나을 수 있는 회복력과 외부에서 침략하는 질병을 막아 내는 면역력도 떨어진다.

각 기관의 활력, 회복력, 면역력이 떨어지면 신체가 쇠약해지고, 신체가 쇠약해지면 외부의 병원균이나 자극, 염증 등 질병의 원인이 되는 요인들에 대해 효과적으로 방어하기가 어

〈인체 각 기관에서 분비되는 호르몬〉

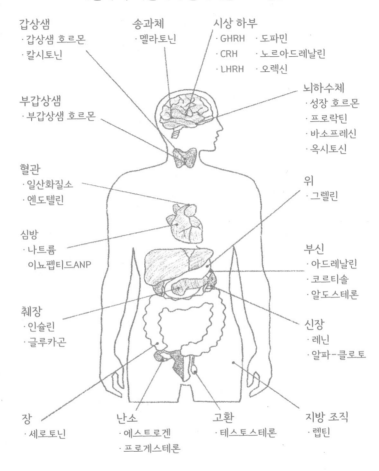

갑상샘
· 갑상샘 호르몬
· 칼시토닌

송과체
· 멜라토닌

시상 하부
· GHRH   · 도파민
· CRH   · 노르아드레날린
· LHRH   · 오렉신

뇌하수체
· 성장 호르몬
· 프로락틴
· 바소프레신
· 옥시토신

부갑상샘
· 부갑상샘 호르몬

혈관
· 일산화질소
· 엔도텔린

위
· 그렐린

심방
· 나트륨
  이뇨펩티드ANP

부신
· 아드레날린
· 코르티솔
· 알도스테론

췌장
· 인슐린
· 글루카곤

신장
· 레닌
· 알파-클로토

장
· 세로토닌

난소
· 에스트로겐
· 프로게스테론

고환
· 테스토스테론

지방 조직
· 렙틴

인체 각 기관에서 분비되는 다양한 호르몬의 균형을 지휘하는 가장 좋은 방법은 올바른 식생활과 규칙적인 운동이다.

려워진다. 그중 가장 취약한 부위에 특정한 질환이 발생하는 것을 흔히 말하는 〈병든 상태〉라고 한다. 병든 상태에서는 호르몬 기능이 더더욱 떨어져 노화가 촉진되고 기능이 저하되는 악순환이 끊임없이 이어진다.

나이가 들면서 발생하는 호르몬 감소 현상, 혹은 호르몬 기능 이상은 근본적으로 노화 진행 가속과 직접적으로 연관되어 있다. 이것을 거꾸로 생각해 보면 호르몬 감소를 방지하고 호르몬 기능을 정상화해 체내 호르몬 균형이 일정하게 유지하도록 한다면 노화를 원천적으로 억제하고 그 속도를 늦출 수 있다는 뜻이 된다. 다시 말해 호르몬은 우리 몸의 신진대사를 좌지우지하고 급격한 신체적, 정신적 쇠락을 방지하여 중년 이후에도 활력 넘치는 삶을 살 수 있게 도와주는 생로병사의 비밀 열쇠라고 할 수 있다.

3
호르몬과 친해지면 젊음이 보인다

세월을 거스르는 묘약

천하를 다스렸던 진시황조차 가장 두려워했던 것이 바로 노화와 죽음이다. 불로장생을 갈구했던 진시황은 현실에는 존재하지 않는 영생의 수단인 불로초를 찾아 헤맸지만 결국 죽음 앞에서는 여느 인간과 마찬가지로 사소한 존재였다. 그가 타임머신을 타고 오늘날로 날아왔다면, 젊음과 건강을 되살리고 세월을 거스르는 묘약이 머나먼 미지의 세상에 있는 것이 아니라 바로 자기 몸 안에 존재한다는 놀라운 비밀을 알고 아연실색하지 않았을까?

인간의 평균 수명이 늘어나 소위 100세 시대가 도래하고 있지만 모든 사람이 진정 원하는 것은 그냥 100세까지 사는 것은 아닐 것이다. 우리의 염원이 단순히 오래 사는 것이 아니라 〈건강하게 100세까지〉 사는 것일진대, 이를 실현하고자 한다면 호르몬의 노화를 방지하고 호르몬 균형을 유지하는 것이 가장 중요하다.

많은 사람이 이제 호르몬이라는 용어와 친숙해졌다. 에스트로겐이나 테스토스테론처럼 대중적으로 잘 알려진 호르몬도 많고, 호르몬 조절이 건강에 중요하다는 것도 거의 상식처럼 여겨지고 있다. 의학이나 건강 상식에 조금 더 관심이 있는 사람이라면 호르몬 치료 요법에 대해서도 잘 알고 있을 것이다.

그런데도 막상 호르몬 기능의 정확한 원리와 작용에 대해서는 제대로 알고 있지 못하거나 복잡하고 어려우리라 생각하는 경우가 많다. 무엇보다도 호르몬이 여러 건강 기능 중에서도 노화 억제와 젊음을 유지하는 데 원천적인 역할을 한다고 하면 고개를 갸웃할지도 모른다. 어떻게 해서 호르몬으로 인해 젊어질 수 있다는 것인지, 원래부터 인간 몸 안에 있던 호르몬이 왜 지금에서야 젊음의 비결이라고 말하는 것인지 의아할 수 있다.

균형을 유지하는 것이 중요하다

호르몬 하면 왠지 어렵고 복잡하게 느껴지는 것은 하나의 호르몬이 한 가지 기능만 갖고 있는 것이 아니라 여러 호르몬이 서로 협업해서 영향을 주고받기 때문이다. 하나의 호르몬이 다양한 기능에 영향을 끼치고, 하나의 기능에는 여러 종류의 호르몬이 동시에 영향을 끼친다. 이들 호르몬은 홀로 작용하기도 하지만 함께 작용하기도 하고, 릴레이 경주를 하듯이 단계적으로 작용하기도 한다. 각 기능이 여러 가지이다 보니 알쏭달쏭하고 헷갈리기 쉽다.

예를 들어 멜라토닌이라는 호르몬은 잠을 잘 자는 데 꼭 필요한 수면 호르몬으로 알려져 있다. 하지만 수면에만 영향을 끼치는 것이 아니라 혈압과 혈당에도 큰 영향을 미친다. 혈압과 혈당에 영향을 미치는 호르몬 하면 흔히 인슐린을 떠올리지만, 멜라토닌도 영향을 준다. 이뿐 아니라 다른 여러 호르몬이 동시에, 혹은 차례대로, 혹은 서로 반대로 작용하며 서로 조율한다.

이것은 마치 아름다운 곡을 연주하기 위해 오케스트라의 여러 파트 연주자가 서로 하모니를 맞추는 것과도 같다. 어떤 악기는 높은 소리를, 어떤 악기는 낮은 소리를 내고 다양한 음색을 내는 악기들이 어우러져 리듬과 박자를 맞춰야 우리 귀에 아름답게 들린다. 만약 어느 한 연주자가 연주를 잘하지 못하거나 박자를 못 맞추면 불협화음이 생긴다. 마찬가지로 여러 호르몬이 하모니를 유지하지 못하고 불협화음을 낼 때 신

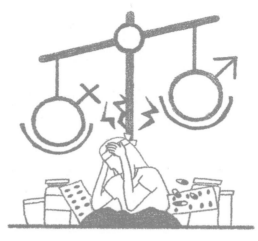

〈호르몬의 균형〉

각기 다른 호르몬이 각각의 시기에 적절한 양이 분비되어야만, 인체의 건강도 유지할 수 있다. 호르몬의 균형을 이루지 못하면 약물에 의존하게 된다. 무엇보다 호르몬의 하모니를 유지하고 항상성을 유지하는 것이 중요하다.

체 기능의 균형이 깨져 각종 질병에 걸리고 노화가 진행한다. 이를 가리켜 〈항상성이 깨졌다〉고 말한다. 항상성이 깨졌다는 것은 쉽게 말해 균형이 깨졌다는 뜻이며, 좀 더 구체적으로 말하면 정상보다 모자라거나 넘친다는 뜻이다. 예컨대 성장 호르몬이 부족하면 왜소인이 되고 과다하면 거인이 되는 것처럼, 호르몬은 모자랄 때만 문제가 되는 것이 아니라 넘쳐도 문제가 된다.

모자라거나 넘치지 않도록

호르몬이 부족하거나 넘치지 않도록 균형, 즉 〈항상성〉을 유지하도록 조절하는 것이 모든 질병 치료의 가장 기본적인 개념이자 원리이다. 부족한 것은 부족하지 않게 늘리고, 넘치는 것은 넘치지 않게 줄이는 것이다. 과유불급의 원칙이 중요하다. 부족한 것을 늘리는 방법은 호르몬 자체를 직접 투여하거나, 혹은 몸 안에서 호르몬 분비가 늘어나도록 자극하는 약을 투여하는 것이다. 반대로 넘치는 것을 줄이는 방법은 호르몬 분비를 억제하는 약을 투여하는 것이다.

예를 들어 중년 여성이 겪는 갱년기 증상은 여성 호르몬이 부족해져서 생긴다. 여성 호르몬이 부족해지면 얼굴이 화끈거리고 더위를 잘 타며 각종 심혈 관계 질환이나 골다공증이 생기기 쉬운데, 부족해진 여성 호르몬을 보충하면 이 같은 증상을 없애거나 개선할 수 있다. 또 하나의 대표적인 호르몬 질환인 당뇨병은 인슐린이 부족해서 생기는 질병이다. 인슐린 부족이 원인이므로 인슐린을 직접 보충하거나, 혹은 인슐린 분비를 증가시킬 수 있게 하는 것이 치료의 기본 원리이다. 하지만 한 가지 호르몬만 줄이거나 늘린다고 해서 항상성을 유지하고 질병을 바로 치료할 수 있는 것은 아니다.

호르몬을 이용한 치료법은 최근에 더욱 정교해지고 있다.

당뇨병을 치료할 때도 인슐린 하나만 이용하지 않는다. 인슐린 외에도 다양한 호르몬이 있는데, 예를 들어 인크레틴이라는 호르몬은 인슐린 분비를 촉진하고 식욕을 억제하는 역할을 한다. 아디포넥틴은 부족할 경우 당뇨병이 생길 수 있다. 또 성장 호르몬은 근육을 강화하여 인슐린 저항성을 호전시키고 혈당을 개선하는 효과가 있다. 그 밖에 렙틴, 그렐린 같은 식욕 조절 호르몬, 간에서 분비되는 헤파토카인, 근육에서 분비되는 마이오카인, 지방 세포에서 분비되는 아디포카인 등도 당뇨병과 연관이 있다.

이처럼 여러 호르몬의 상호 작용, 그리고 당뇨병이 발병했을 때 도미노처럼 연쇄적으로 이어지는 호르몬 불균형 현상을 염두에 두어야 그 사람에게 맞는 맞춤형 치료를 할 수 있다. 만약 어떤 질병을 치료하기 위해 딱 한 가지 호르몬만을 다룬다면 그것은 눈먼 사람이 코끼리 만지는 식의 접근이나 다름없다.

4
알고 보면 우리 몸의 실세

육체와 정신을 관장하는 지배자

호르몬은 우리 몸의 신진대사에서 중추적인 역할을 하고 장기들이 제 역할을 할 수 있도록 작용하는 지배자이자 실세이다. 질병으로부터 우리 몸을 지켜 주고 질병으로부터 회복을 도와준다. 아이는 성장하도록, 어른은 건강을 유지하도록 도와준다. 심지어 노화 시계를 거꾸로 돌릴 수 있는 결정적인 실마리도 쥐고 있다. 일찍이 니체는 『차라투스트라는 이렇게 말했다』에서 이렇게 말했다. 〈우리 몸의 실제 지배자는 자아이다.〉 그러나 나는 이렇게 말하고 싶다. 우리 몸은 숙주일 뿐 실제적인 주인은 호르몬이라고.

호르몬은 육체뿐만 아니라 정신까지도 관장한다. 우리가 평소에 느끼는 슬픔, 기쁨, 행복, 사랑, 증오, 우울 등 다양한 감정은 알고 보면 호르몬이라는 화학 물질 영향 아래 놓여 있다. 그래서 호르몬은 우리의 감정, 감각, 기분 상태, 성격에서도 주도권을 쥐고 있다.

호르몬 작용의 원리를 이해하면 질병과 노화의 근원, 생명 현상의 실마리에 대해 이해할 수 있으며 질병 치료의 기본 원리도 보이기 시작한다. 원리를 이해하고 해결 방법을 실천하기만 한다면 노화를 억제하고 100세까지 무병장수하는 것도 결코 꿈같은 일만은 아니다. 다양한 호르몬 기능을 적절히 조절하여 우리 몸의 균형을 되살리고 항상성을 유지해 청춘의 육체와 정신을 더 오래 지속시킬 수 있다.

만약 호르몬이 균형을 잃고 〈항상성〉을 유지하지 못한다면 우리는 단 하루도 건강하게 살지 못한다. 호르몬에 대해 이해한다는 것은 하나의 호르몬이 무슨 기능을 하는지 아는 것을 넘어, 우리 몸 안의 호르몬이 서로 유기적으로 연결되어 있음을 이해하는 것이다. 나아가 호르몬 균형이 왜 깨졌고, 깨진 균형을 되찾기 위해 무엇을 어떻게 하면 되는지 자신이 할 수 있는 것부터 하나씩 실천에 옮기는 것이 가장 중요하다.

만성 질환 치료와 청춘을 유지해 줄 실마리

호르몬은 다양한 질병, 특히 우리가 살면서 나이를 먹다 보면 누구나 겪을 수 있는 흔한 만성 질환의 치료에 두루 활용되고 있다. 흔한 예로 불면증을 겪는 사람이라면 멜라토닌을 보충하기만 해도 숙면하여 생활의 질을 개선할 수 있다. 폐경기 이후 골다공증으로 고통받는 갱년기 여성들이라면 여성 호르몬을 활용해 더 건강하고 활기찬 중년 이후의 삶을 살 수 있다. 갑상샘 저하증이 나타난 환자는 갑상샘 호르몬제 투여를 통해 얼마든지 건강을 되찾을 수 있다.

또한 이제껏 알려지지 않거나 밝혀지지 않던 수많은 호르몬 기능과 역할이 의학계 연구로 속속 드러나고 있다. 외부 스트레스나 침입자로부터 신체를 지키는 보호 장벽이자 버팀목 역할을 하는 호르몬, 신체 기관의 노화를 촉진하거나 방지하는 호르몬, 특정 질환과 직접적으로 연관되어 치료 열쇠를 쥐고 있는 호르몬, 육체에 활력을 제공하는 호르몬, 인간 수명을 직접 관장하는 미지의 호르몬 등이 많이 알려졌다. 그동안 치료가 어려웠던 각종 질병을 치료하고 노화를 억제하는 비밀의 문이 지금, 이 순간에도 활짝 열리고 있는 셈이다.

우주 저 너머에 어떤 세계가 있는지 아직 알지 못하듯이 호르몬의 세계도 상상할 수 없을 정도로 광대하며 무궁무진하다. 하지만 인류가 달 착륙을 시초로 은하계 더 먼 곳까지 나아가 거대한 우주 비밀을 밝혀내는 것처럼, 하나의 거대하고 신비한 우주인 우리 몸의 비밀, 그중에서도 정교한 질서를 이루며 신진대사를 관장하는 호르몬의 세계도 그 비밀이 점차 밝혀지고 있다.

그렇다면 이제껏 잘 알지 못했던 호르몬의 구체적인 역할은 무엇일까? 다음 장에서는 육체와 정신, 그리고 젊음을 좌우하는 호르몬을 통해 건강과 청춘의 해답을 찾는 여정을 떠나 보자.

5
피곤한 데는 다 이유가 있다

피곤한 건 당연한 게 아니다

자도 자도 피곤하고 나른하고 몸이 축축 처지는 만성 피로는 현대인이 가장 흔하게 경험하는 생활 속 질병이다. 열심히 돈 벌이하느라 지쳐 있는 중년뿐만 아니라 입시 공부에 지친 10대부터 20~30대 젊은 직장인, 취업 준비생에 이르기까지 대한민국에 사는 전 연령층이 신체적, 정신적 피로를 호소하고 있다. 하지만 〈나른하다, 졸리다〉라고 표현되는 만성 피로는 그냥 지나치면 안 된다. 원인이 무엇인지 정확히 찾는 것이 중요하다.

만성 피로에 시달리는 한 중년 여성은 주로 이런 말을 자주 했다. 「요즘 너무 피곤해요. 자도 자도 잔 것 같지 않아요. 그리고 살이 자꾸 쪄요.」 몸무게가 늘고 변비가 잦고 추위도 예전보다 더 많이 탄다고 했다. 왜 그럴까? 원인은 호르몬에서 찾았는데, 검사 결과 갑상샘 저하증이었다.

갑상샘 호르몬은 인체의 연료 역할을 하는 호르몬이다. 자동차에 기름이 떨어지면 시동이 걸리지 않는 것처럼, 갑상샘 호르몬이 부족하면 에너지 대사 기능이 떨어진다. 마치 기름이 다 떨어져 계기판에 빨간불이 깜빡이는 자동차와 같은 상태가 된다. 에너지 대사가 잘 안 되니 온몸이 축 처지고 나른하고 피로감이 가시질 않는다. 대장 활동성이 떨어져 변비에 자주 걸리는 것, 피로감과 함께 무기력하고 기분까지 우울해지는 것, 겨울에 남들보다 추위를 많이 타는 것도 갑상샘 호르몬이 부족해졌을 때 나타나는 증상이다. 갑상샘 저하증은 중년 여성이 자주 호소하는 만성 피로의 주된 원인이다.

증상은 같아도 원인은 사람마다 다르다

그렇다면 만성 피로의 원인은 모두 갑상샘 호르몬 이상 때문일까? 그렇지 않다. 콩팥 바로 위에 있는 부신에서 나오는 코르티솔 호르몬 분비에 문제가 생겨도 피로감이 나타난다. 코르티솔은 스트레스를 견디게 해주는 〈스트레스 호르몬〉으로 불리는데, 부신 기능이 떨어지면 코르티솔 분비가 잘되지 않아 각종 스트레스를 견디지 못하고 피로를 느끼게 된다. 호르몬 불균형 때문에 생기는 당뇨병도 초기에는 피곤하고 눈이

침침한 증상을 겪을 수 있다.

이처럼 누구나 생활 속에서 흔히 경험하는 만성 피로는 그 원인이 참 다양하다. 간이나 신장에 문제가 생긴 탓일 수도 있고, 특정 호르몬이 정상적으로 분비되지 못하거나 너무 많이 분비돼서 나타날 수도 있다. 증상은 같아도 원인은 전혀 다른 것이다. 6개월 이상 피로감이 지속된다면 대수롭지 않게 여기지 말고 왜 그런지 이유를 정확히 알아볼 필요가 있다. 원인을 제대로 파악하지 않고 몸을 방치하거나 피로 회복제에 의지한다면, 오히려 병을 키우고 노화를 재촉하는 나쁜 결과를 초래할 수 있다.

지금껏 몰랐던 호르몬의 놀라운 역할

호르몬 역사는 1902년 영국의 생리학자 윌리엄 베일리스와 어네스트 스탈링이 세크레틴이라는 호르몬을 발견하면서 시작된다. 1921년 캐나다 토론토 대학교의 프레더릭 밴팅과 찰스 베스트는 당뇨병의 핵심 치료제인 인슐린을 발견하고 이듬해 노벨 의학상을 받으며 의학계 주목을 받았다.

호르몬은 힘이 세다. 호르몬은 수많은 생명 현상과 결부되어 있다. 무엇보다 호르몬은 우리 몸 안에서 스스로 분비하기에 더 위대하고 신비롭다. 권태기, 바람기, 졸혼, 황혼 이혼 등 중년의 위기도 호르몬 때문이라면 믿겠는가? 호르몬 반감기에는 이런저런 감정 변화가 생기고 이에 따른 행동 역시 달라진다.

실제로 북아메리카에 사는 대초원 들쥐 수컷은 평생 한 암컷과 짝짓기를 한다. 그러나 집쥐 수컷은 짝짓기가 끝나자마자 다른 암컷을 쫓아다닌다. 이렇게 서로 다른 행동 양식이 나타나는 것은 호르몬 차이에서 나온다. 대초원 들쥐 수컷은 뇌하수체에서 바소프레신이 나오지만, 집쥐 수컷에게서는 나오지 않았다. 바소프레신이 많이 나오면 순애보적 사랑을 한다는 얘기이다.

흔히 호르몬 하면 성호르몬을 가장 먼저 떠올리지만, 호르몬은 안드로메다은하의 별처럼 수없이 많이 존재하고, 호르몬의 우주는 끝없이 광활하여 아득히 멀게만 느껴진다. 그러나 호르몬은 이미 우리 곁에서 함께 존재했다.

나이가 든다는 것은 호르몬이 노화하는 것이다. 그렇다고 무턱대고 호르몬을 보충하는 것은 더 위험하다. 호르몬은 너무 많아도 문제, 너무 적어도 문제이다. 사람들은 당뇨병, 고혈압, 고지질 혈증 등을 질병 또는 숙명의 지병이라고 생각한다. 그러나 오랜 지병일수록 원인은 호르몬에 있다. 또한 질병이 오래되면 호르몬 불균형이 가속화된다.

일상에서 흔히 보는 질병들, 애매하고 모호한 증상들 뒷면에는 늘 호르몬이 있다. 물만 먹어도 살이 찐다면 갑상샘 저하증을 의심해 봐야 하고, 우울하고 종일 피곤했던 진짜 이유는 만성 부신 기능 저하증 때문이었을지도 모른다. 나잇살의 주범은 성장 호르몬이다. 성장 호르몬은 10년마다 14.4퍼센트씩 줄기 때문이다. 물론 한 가지 생명 현상을 호르몬 하나로 다 설명할 수는 없다. 당뇨병만 해도 최소한 아홉 가지 호르몬의 불협화음이라고 하듯이 호르몬은 화음이 중요하다.

여러 호르몬이 조화와 균형점을 복구하고 항상성을 견지한다면 젊게 나이 들 수 있다. 우리가 몰랐던 호르몬의 놀라운 역할을 이해한다면 나와 타인을 이해하는 새로운 채널을 갖게 될 수 있다.

6
호르몬이 보내는 질병의 SOS

중년을 공격하는 가장 큰 적

인생에서 중년이란 〈삶의 울타리를 치는 나이〉이기도 하다. 이제까지는 열심히 울타리를 짓기 위해 치열하게 땀 흘리는 삶을 살아왔다면, 그동안 굳건하게 지은 울타리 안에서 단단히 터를 잡고, 인생 후반전을 안온하고 견고하게 유지하기 시작하는 시기가 바로 중년이다.

그런데 아무리 굳건하게 울타리를 마련했더라도 모든 울타리에는 균열이 생길 수 있다. 울타리 안팎에서 조그마한 균열이 시작되는 것을 〈중년의 위기〉라고 말하는데, 이 균열을 초반에 발견하느냐 방치하느냐에 따라 중년 이후의 삶이 결정된다. 마치 커다란 댐에 생긴 작은 구멍이 점점 커지다가 한순간에 댐 전체가 무너지고 집채 같은 물결이 마을을 덮치는 것처럼 말이다.

중년의 위기에 발생하는 균열을 초창기에 발견하기 위해서는 우리 몸이 들려주는 호르몬의 목소리를 잘 경청해야 한다. 균열의 징후를 알리는 호르몬의 SOS 신호에는 여러 가지가 있다. 예를 들어 배가 불룩 나오고 근육이 약해지는 것은 〈대사 증후군〉을 알리는 SOS 신호라고 할 수 있다. 중년의 복부 비만은 전형적인 대사 증후군의 징후로, 건강과 질병의 회색 지대 단계부터 호르몬의 불균형은 시작되는 것이다.

중년 복부 비만은 호르몬의 1차 경고

대사 증후군은 대표적인 호르몬 질환이며, 호르몬 중에서도 인슐린 기능에 문제가 생긴 상태를 말한다. 인슐린 기능이 저하되면 대사 조절에 문제가 생겨 배가 나오고, 당뇨병, 고혈압, 고지질 혈증 등 질병이 발생하는데 이러한 질환을 통틀어 대사 증후군이라고 한다. 대사 증후군을 눈으로 확인할 수 있는 대표적 상태가 복부 비만이기에 40대 이후 복부 비만은 만병의 근원이라 일컫는다. 인슐린 호르몬, 성장 호르몬 등 여러 호르몬이 〈당신의 몸을 이대로 내버려 두지 말라〉고 긴급 조난 신호를 보내는 것이다.

안타깝게도 많은 사람이 이 SOS 신호를 대수롭지 않게 여긴 채 균열을 키우고 있다. 대사 증후군의 원인은 운동 부족,

스트레스, 과식/폭식, 비만, 불균형 식단과 나쁜 식습관 등 여러 가지인데, 대부분 평소 무심코 반복하는 생활 습관에서 오는 것들이다.

복부 비만이 생기는 것은 과도한 탄수화물 섭취, 그중에서도 흰쌀밥이나 빵 같은 〈단순당〉을 필요 이상으로 섭취하여 혈당을 올리는 나쁜 습관 때문이다. 과거 배고프던 시절에는 〈흰쌀밥에 고깃국〉을 최고로 쳤지만, 이제 중년 이후부터는 흰쌀밥을 될 수 있는 대로 줄이고 현미밥 등 정제되지 않은 곡물 섭취를 늘려야 한다. 규칙적인 운동은 혈당을 떨어뜨리고 인슐린 기능을 정상화하는 데 결정적인 도움을 준다.

호르몬은 반드시 메시지를 보낸다

호르몬이 보내는 메시지는 그야말로 다양하다. 만약 밤에 잠들기 힘들거나 깊은 잠이 들지 않는다면 〈나이가 들어서 잠을 설친다〉고 생각하지 말고, 멜라토닌 호르몬이 보내는 SOS 신호로 받아들일 필요가 있다. 피곤하거나 우울하거나 얼굴이 화끈거리는 여러 증상은 당신의 몸에 관심을 가져 달라고 보내는 갑상샘 호르몬의 간절한 SOS 신호일지 모른다. 청년일 때는 우리 몸이 보내는 조난 신호를 무시해도 어느 정도 회복이 가능하다. 하지만 중년부터는 이 신호를 잘 경청하고 관심을 기울이지 않으면 더 큰 위기에 놓일 수 있다.

연대기적 나이, 혹은 생체 나이가 몇 살이냐 묻는 것은 현대인에게 더 이상 큰 의미가 없다. 중요한 것은 연대기적 나이보다 내 몸의 〈호르몬 나이〉를 알고 관리하는 것이다. 호르몬 균형을 되찾고 유지하려는 생활 속 적은 노력과 실천은 댐 전체를 무너뜨릴 수 있는 작은 균열을 일찌감치 발견하고 메우는 것과도 같다.

호르몬과 혈관 건강 최적의 균형점을 유지한다면 중년은 남은 인생을 더욱 견고하게 만드는 결정적 시기가 될 것이다. 지금, 이 순간에도 호르몬은 우리에게 신호와 경고를 보내고 있다. 그 신호에 귀를 기울여 보자. 젊은 중년, 건강한 노년은 거기서부터 시작된다.

7
감정 버튼을 눌러 주는 행복 메신저

호르몬은 감정의 지배자

호르몬은 생명의 메시지를 전달하는 물질이다. 인간이 숨 쉬고, 성장하고, 나이 들고, 잠자고, 식사하는 매 순간 호르몬은 신비로운 메신저 역할을 한다. 그런데 호르몬은 신체 기능을 유지하는 일 외에 아주 중요한 역할이 또 있다. 바로 인간의 감정과 기분에 영향을 미친다는 것이다. 우리는 흔히 자신의 의지로 감정을 조절할 수 있다고 생각하지만, 사실 알고 보면 감정도 호르몬에 지배받는다.

화가 나서 흥분하고 소리 지르고 얼굴이 붉으락푸르락하는 순간에도 우리 몸에서는 호르몬의 화학 작용이 활발하게 일어나고 있다. 바로 우리 몸을 지키기 위해서이다. 스트레스에 대응해서 몸을 지켜 내기 위한 일을 하는 건데, 화가 나고 흥분할 때는 아드레날린 같은 호르몬이 나오면서 교감 신경이 활성화된다. 교감 신경이 활성화되면 심장 박동이 빨라지고, 호흡이 거칠어지고, 얼굴이 붉어진다. 또한 〈스트레스 호르몬〉인 코르티솔이 나오는데, 이 호르몬은 우리 몸이 각종 스트레스를 이겨 낼 수 있도록 도와준다.

그렇다면 기분이 좋을 때는 어떤 호르몬이 분비될까? 긍정적 감정을 불러일으키는 호르몬에는 다음과 같은 것들이 있다.

행복 호르몬: 세로토닌

〈행복 호르몬〉으로 불리는 세로토닌은 뇌에서 나오는데, 행복감, 편안함, 안온함 같은 감정을 불러일으킨다. 행복한 감정을 느낄 수 있도록 도와주므로 세로토닌 분비가 부족하면 우울해지고 불안해진다. 실제로 우울증 환자가 복용하는 치료제에는 세로토닌 호르몬이 정상적으로 분비되도록 돕는 기능이 있다. 세로토닌은 감정뿐 아니라 식욕이나 탄수화물 섭취 등을 조절하고, 기억력 같은 사고 기능에도 영향을 미친다. 마음이 우울할 때 식욕에 변화가 생기거나 머리가 잘 돌아가지 않는 기분이 드는 것도 세로토닌 호르몬 작용 때문이다.

활력 호르몬: 엔도르핀

즐거운 감정을 느끼게 해주는 또 하나의 중요한 호르몬은 바로 엔도르핀이다. 엔도르핀이 가장 막강한 역할을 할 때를 꼽으라면 여성이 아이를 출산하는 순간이다. 상상할 수 없는 극도의 고통을 주는 분만통을 이겨 내고 어머니가 아기를 낳을 수 있는 건 그 고통을 극복하게 도와주는 엔도르핀이 분비되기 때문이다. 엔도르핀은 이성과 사랑에 빠질 때 상대방에게 〈콩깍지〉가 쓰이게 하고 성관계에서 오르가슴을 느끼게 한다. 사랑에 빠진 상대에게 신비로움과 황홀감, 설레는 감정을 느낀다면 우리 몸에서는 엔도르핀이 활발하게 분비되고 있다는 증거이다. 엔도르핀은 꼭 출산이나 연애의 순간이 아니더라도 우리의 지루하고 건조한 일상에 활력을 주는 고마운 호르몬이다. 평소 엔도르핀 호르몬이 균형 있게 분비되도록 건강 관리를 잘한다면 활기차고 생기 있는 생활을 이어 갈 것이다.

열정 호르몬: 도파민

도파민은 뇌세포의 흥분을 전달하는 역할을 한다. 타인에게 호감을 느끼게 하는 호르몬으로, 감정을 천천히 느끼게 하는 것이 아니라 자기 자신도 이해할 수 없을 만큼 강한 충동에 빠지게 한다. 마음에 드는 이성을 만났을 때 〈첫눈에 반하는〉 이유가 바로 도파민 때문이다. 통계적으로 이성에게 첫눈에 반하는 시간은 불과 90초에서 4분 사이라고 알려져 있다. 이 짧은 시간 동안 사랑에 빠지게 만드는 기술은, 도파민이 한다. 연애를 시작한 지 얼마 안 되었을 때, 사랑하는 사람의 얼굴만 떠올려도 싱글벙글 웃음이 나오고 행복해지는 것도 도파민의 일이다. 그래서 도파민은 이성을 마비시키는 호르몬으로도 불린다. 도덕이나 관습과 상관없이 본능에 이끌려 호감을 느끼게 하는데, 그 대상이 사람이 아닌 사물이라면 충동구매나 쇼핑 중독에 빠지게 된다. 도파민은 흥분 호르몬이기에 적절히 분비되면 기분이 좋아지고, 매사에 열정과 의욕이 생기고, 일할 때 집중도 잘된다. 너무 많이 분비되면 감정 기복이 심해지고 산만해지는 반면에 너무 부족하면 의욕이 떨어지고 뇌 기능도 느려진다.

배려 호르몬: 옥시토신

어머니가 아기를 낳을 때 분만통을 견디게 하는 호르몬이 엔도르핀이라면, 옥시토신은 아기를 낳은 후 자궁 수축을 돕는 호르몬이다. 출산 후 자궁을 원상태로 되돌아가게 만들고 출혈도 멈추게 한다. 옥시토신은 산모가 아기에게 모유 수유를 할 때도 분비되는데, 젖 분비를 촉진해 어머니와 아기가 친밀감을 느끼게 한다. 옥시토신 역할은 여기에 그치지 않는다. 〈배려 호르몬〉으로 불리는 옥시토신은 다른 사람과의 지속적인 교감과 소통에 영향을 준다. 사랑하는 사람에게 첫눈에 반하게 하는 호르몬이 도파민이라면, 옥시토신은 두 사람의 관계를 지속하며 상대방과 친밀감, 일체감을 느끼게 한다. 특히 포옹, 키스 등 애정이 담긴 신체 접촉을 할 때 급격히 분비된다. 감사하고 배려하는 마음, 봉사하는 마음에도 관여한다.

인내 호르몬: 가바

가바는 뇌 속에 존재하는 억제성 신경 전달 물질이다. 억제라는 단어에서 느껴지듯, 가바는 욱하는 감정과 충동을 막아 준다. 가바 분비가 부족하면 인내심이 떨어진다는 연구 결과도 있다. 그래서 가바는 〈인내 호르몬〉으로 불린다. 주의력 결핍 과다 행동 장애ADHD 역시 가바 수치가 낮을 때 나타나는 대표적 질병이다. 인내심도 호르몬에 좌우된다니 놀라지 않을 수 없다.

스트레스 호르몬: 코르티솔

오늘도 스트레스를 많이 받은 날인가? 그렇다면 코르티솔이 필요하다. 코르티솔은 콩팥 위에 있는 부신에서 나오는 물질로 〈스트레스 호르몬〉이라고 불린다. 코르티솔이 적당히 분비되면 온갖 스트레스에 시달린 우리 몸과 마음을 차분히 풀어 주는 역할을 한다. 그러나 지나치게 많이 분비되면 혈압이 올라가고 호흡이 가빠진다. 그래서 코르티솔은 양날의 검과 같다. 평소 스트레스를 적게 받기 위해 노력해 보자. 휴식과 명상, 긍정적인 생각이 중요한 이유이다.

혈압 맥박 호르몬: 아드레날린

스트레스와 관련된 호르몬이 하나 더 있다. 바로 아드레날린이다. 스트레스받거나 신경이 예민해지면 우리 몸은 이를 방어하기 위해 기분이 좋아지는 호르몬인 아드레날린을 분비한다. 그것도 평소보다 10~20배나 더 많이 분비한다. 인체는 긴장하면 교감 신경이 활성화되는데, 이때 아드레날린이 분비되는 것이다. 아드레날린이 심장에 영향을 미치면 맥박이 뛰고 혈압이 일시적으로 높아진다. 그래서 아드레날린은 〈혈압 맥박 호르몬〉이기도 하다.

행복감을 잘 느끼는 사람이 젊게 산다

위에 언급한 호르몬 외에도 다양한 호르몬이 우리 감정에 영향을 미치는데, 행복한 감정과 긍정적 감정을 관장하는 호르몬이 균형 있게 잘 분비될수록 우리의 몸과 마음은 건강해지고 젊어진다. 행복감을 높여 주는 호르몬은 인체 면역력을 높여 주는 작용도 하기 때문이다. 사랑하고 배려하며 활력 있게 살수록 심신이 건강해지고 질병에 대한 면역력도 높아진다.

행복감을 주는 호르몬이 균형 있게 잘 분비되도록 하려면 평소 먹는 음식을 조절하고 운동을 하고 생활 습관을 개선해야 한다. 예컨대 바나나와 콩을 자주 먹으면 열정을 자극하는 도파민 호르몬 향상에 도움이 된다. 도파민은 특히 생선, 달걀, 유제품 등 단백질 음식에 들어 있는 타이로신이라는 물질에서 만들어지기 때문에 이러한 음식이 도움 된다. 또 우울감을 줄여 주고 행복감을 높여 주는 세로토닌은 트립토판이라는 물질에서 만들어지므로, 트립토판이 많이 들어 있는 우유, 견과류, 참깨 등을 자주 먹으면 세로토닌 향상에 도움 된다.

원래 호르몬은 그리스어로 〈자극한다, 불러일으킨다, 흥분시킨다〉라는 말에서 비롯된 단어이다. 행복한 감정을 자극하고 불러일으키는 호르몬의 역할을 잘 알고 생활 속에서 활용한다면, 활력과 열정을 지닌 〈젊은 중년기〉와 〈건강한 노년기〉를 보낼 수 있다. 그렇기에 호르몬을 건강과 젊음의 비밀을 간직한 〈판도라 상자 속의 마지막 희망〉이라고 부르고 싶다. 생로병사는 모든 인간의 운명이다. 그러나 상자 속에 숨어 있는 희망의 소리를 잘 기억하고 실천한다면 더 많은 질병 치료와 노화 억제의 길이 분명 열릴 것이다.

다음 2부에서는 최근 의학계가 새롭게 주목하고 있는 근육 호르몬 〈마이오카인〉에 대해 집중적으로 이야기해 본다. 마이오카인은 근육에서 분비되는 호르몬이다. 그런데 왜 마이오카인은 〈젊음의 샘〉이 되었을까? 이제 그 비밀의 문을 열어 보자.

2부

운동으로 키운 허벅지는
보물 곳간

김유식

1
지금 운동하고 있습니까?

건강하게 오래 사는 법

〈운동하면 건강해진다〉라는 말에 대해 부정하거나 의심하는 사람은 아마 아무도 없을 것이다. 의학, 약학, 보건학, 체육학을 전공한 사람이 아니라고 해도, 규칙적으로 운동하는 것이 우리 건강을 이롭게 한다는 것은 오래전부터 동서양 모두 알고 있는 사실이다. 기원전 460~377년쯤, 고대 그리스의 의사이자 서양 의학의 아버지라 불리는 히포크라테스는 이런 말을 남겼다. 〈모든 이에게 많지도, 적지도 않은 적절한 양의 음식과 운동을 제공하는 것이 모두를 건강하게 하는 가장 안전한 방법이다. 우리의 몸을 구성하고 있는 모든 부위의 기능은, 그 부위를 적절히 사용하고 평상시 꾸준히 운동할 때 발전하며 노쇠가 더뎌 건강해진다. 하지만 사용하지 않으면 문제가 생기고 노쇠도 빨라져 결국 질병에 걸리기 쉽다.〉

이보다도 조금 더 오래전인 기원전 600년쯤, 인도 의학의 아버지라 불리는 수수르타는 운동이란 〈매일 느껴야 하는 육체적 활동으로 인한 피로감〉이라 정의했다. 또 육체적, 정신적으로 건강해지려면 적당히 숨을 몰아쉴 수 있는 강도의 활동, 즉 〈운동〉을 매일 해야 한다고 주장했다. 실제로 수수르타는 역사상 처음으로 운동 처방을 내린 의사로 기록되어 있다. 운동하면 전반적으로 건강해진다는 사실은 현대의 복잡한 과학적 검증이 도입된 이후에도 수십 년 동안 입증됐으며, 아마도 이 사실은 향후 진행될 추가 연구를 통해 뒤집힐 가능성이 거의 없다고 볼 수 있다. 인류의 기록이 시작된 후로, 사람들 대부분은 건강하게 오래 살고 싶은 바람을 가지고 있었고, 또 운동을 하면 그 바람대로 건강하게 오래 살 수 있다는 것을 알고 있었다.

　그렇다면 우리는 이렇게 좋은 운동을 충분히 하고 있을까? 2018년, 전 세계 168개국 약 190만 명의 신체 활동 수준을 분석한 대규모 연구 결과가 세계 최고 의학 저널 중 하나인 『세모날 The Lancet』에 실린 바 있는데, 이 결과에 따르면 조사 대상자의 약 27.5퍼센트, 성별로는 남자 23.4퍼센트, 여자 31.7퍼센트가 〈충분한 양의 신체 활동〉을 하지 않는다고 한다. 이 결과에서 충분한 양의 신체 활동을 하고 있지 않은 한국인은 35.4퍼센트라고 하며, 통계 전문 플랫폼 스태티스타에 따르면 2021년 운동을 전혀 하지 않는 한국인은 무려 28.7퍼센트에 이른다고 한다. 이 통계들이 시사하는 것이 무엇일까? 2020년 세계 보건 기구WHO에 따르면, 전 세계적으로 연간 320만 명의 사람이 신체 활동량 부족으로 인한 건강 악화 탓에 사망한다고 한다. 여기서 말하는 건강 악화는 구체적으로, 심혈관 질환, 당뇨병, 고혈압, 암(특히 유방암, 대장암, 직장암, 자궁내막암, 난소암)을 말한다. 바꿔 말하면, 〈규칙적으로 운동하면 건강해진다〉는 사실을 실천하면 매해 전 세계적으로 320만 명의 생명이 보존될 수 있다는 뜻이다.

물론 〈운동〉이 우리의 건강을 결정짓는 유일무이한 절대 요소는 아니다. 〈유전자〉와 〈영양〉도 매우 중요한 요소이다. 조상으로부터 물려받은 유전자 염기 서열은 우리의 인위적인 노력으로 바꿀 수 없으므로, 유전적 문제로 병에 걸리거나, 혹은 병에 걸릴 확률이 높은 사람들도 있다. 우리가 병원에 처음 방문하여 문진을 할 때, 특정 질환에 대한 가족력을 확인하는 이유이기도 하다. 최근에는 인생을 다시 쓰는 도구로 지칭되는 크리스퍼 유전자 가위CRISPR[1]를 통해, 문제가 있는 유전

1 유전체를 교정하기 위하여 특정 유전자를 자르는 데 사용되는 리보 핵산 기반 인공 제한 효소.

자의 특정 염기 서열을 올바르게 〈편집〉할 수 있는 기술이 소개되기도 했지만, 기술이나 윤리적 문제 등을 고려할 때 이런 기술을 통해 우리가 병에 걸리지 않을 시기가 향후 몇 년 내에 찾아올 것이라고 절대 생각하지 않는다.

그런데 이렇게 한번 생각을 해보자. 유전자 염기 서열에 문제가 없다고 해도 어김없이 다양한 종류의 병이 찾아온다. 바이러스나 박테리아와 같은 병원균 감염의 원인도 있겠지만, 유전학적 측면에서 보자면 바로 유전자의 〈전사 촉진 transactivation〉 정도가 사람마다 다르기 때문이다. 사실 인간의 생체 기능을 직접적으로 조절하는 것은 유전자 자체가 아니라, 유전자를 기반으로 생산되는 단백질이다.

여기서 말하는 단백질이란, 우리가 좋아하는 고기류의 단백질을 말하는 것이 아니라 인간을 구성하고 있는 근육, 피부, 머리카락, 손톱 등에서부터 호르몬과 효소 등과 같이 생리학적 기능을 수행하는 인체 내의 거의 모든 물질을 말한다. 우리가 고기를 먹었을 때 그 고기를 잘게 분해하기 위해 위에서 분비되는 펩신이라는 효소가 있고, 식사 후에 혈당이 증가했을 때 이를 낮추기 위해서 췌장에서 분비되는 인슐린이라는 호르몬이 있다. 이런 물질들 모두가 큰 범주에서 단백질이며, 이러한 단백질들은 저절로 생성되는 것이 아니라, 세포 속이나 핵 안에 있는 그들 고유의 유전자가 활성화되어야 가능하다. 즉, 유전자는 어떤 제품을 만들기 위한 설계도인 셈이고, 단백질은 제품 그 자체이다. 이렇게 특정한 목적을 위해서 유전자가 활성화되는 현상이 전사 촉진이다.

이해하기 쉬운 예로, 술 마실 때 나타나는 다양한 반응을 들 수 있는데, 어떤 사람은 술을 마셔도 크게 취하지 않고 얼굴색도 그리 변하지 않지만, 맥주 한 잔만 마셔도 온몸이 빨개지고 숨쉬기가 힘들어지는 사람이 있다. 바로 알코올을 분해하는 알코올 탈수소 효소ADH와 알데하이드 탈수소 효소ALDH의 양적 차이 때문이다. 인간은 누구나 이 두 효소(제품)를 만들어 내는 유전자(설계도)를 가지고 있다. 그런데도 두 알코올 분해 효소의 양이 사람마다 다른 이유는, 우리 몸이 두 효소를 만들어 낼 수 있도록 그 유전자들의 접근을 얼마나 잘 허용해 주는지가 사람마다 다르기 때문이다. 즉, 두 알코올 분해 효소를 만들어 낼 수 있는 유전자가 잘 촉진되는 사람은 〈주당〉, 그렇지 않은 사람은 소위 〈불타는 고구마〉가 되는 것이다.

가장 최근 업데이트된 인간 유전학 정보에 따르면, 단백질의 설계도인 유전자는 총 20,412개이다. 이 유전자들을 기반으로 생산되는 단백질 중 일부는 원활하게 잘 생산되면 우리의 건강을 지켜 주는 착한 친구들이며, 일부는 많이 생산되면 우리의 건강을 위협하는 나쁜 친구들이다. 앞서 말한 대로, 유전자의 염기 서열에 문제가 없다고 해도 어김없이 병은 찾아온다. 유전자의 염기 서열 문제로 병에 걸렸다면, 조상 탓을 할 수는 있겠지만 그렇지 않은 경우 생긴 병에 대해서는 〈내탓이오〉를 해야 하는 경우가 많다. 그 이유는 바로 내 생활 습관이 착한 단백질 친구들을 생산하는 유전자들에게 쉽게 접근할 수 있도록 하거나, 반대로 접근을 막아 버릴 수 있기 때문이다. 혹은 나쁜 단백질 친구들을 생산하는 유전자들에게 쉽게 접근하게 하거나 접근을 막을 수 있기 때문이다. 정리하자면, 내가 가지고 태어난 유전자 자체를 바꿀 수는 없어도 그들로 하여금 내 몸을 이롭게 하거나 해롭게 하도록 조절하는 것은 내 자신이라는 것이다.

그렇다면 어떻게? 이 글을 읽는 우리는 이미 답을 알고 있다. 규칙적인 운동과 건강한 식습관이 바로 답이다. 규칙적으로 운동하고 건강한 식습관을 지니면, 좋은 유전자의 전사 촉진을 증가시켜 좋은 단백질 친구를 더 많이 만들어 낼 수 있고, 또 좋지 않은 유전자의 전사 촉진을 억제하여 해로운 단백질 친구는 적게 만들 수 있다. 어린 시절 엄마에게 늘 듣던 잔소리들, 〈과자로 주전부리하지 말아라〉, 〈밥 먹으라고 할 때

제때 와서 골고루 먹어라〉, 〈맨날 누워서 TV만 보지 말고 나가서 동네라도 한 바퀴 뛰고 와라〉 등등 세 살 버릇 여든 살까지 간다고, 그때 엄마 말씀 잘 듣고 좋은 식습관과 생활 습관을 지니고 살아왔다면 적어도 지금보다는 더 건강할 것이다. 유전자 염기 서열이 어쩌고저쩌고 잠시 어려운 말을 했지만, 결론은 엄마의 잔소리대로 살아왔다면 나 스스로가 내 몸을 건강하게 만들어 주는 수많은 착한 친구를 많이 만들어 냈을 테고, 내 몸을 해치는 수많은 나쁜 친구와는 깊은 인연을 맺지 않았을 것이다. 지금 나의 건강 상태는 내 책임이니, 환경 탓 조상 탓을 하지 말아야 한다.

얼마나 어떻게 운동해야 할까?

앞서 이야기한 것처럼, 규칙적으로 운동하면 건강해지는 것을 인류는 몇천 년 동안 알고 있음에도 불구하고, 2016년 기준 전 세계 약 27.5퍼센트는 충분히 운동하고 있지 않다. 우선 충분한 양의 운동이란 기준점부터 알아보자. WHO가 권장하는 건강을 위한 충분한 양의 신체 활동이란 보통 1주일에 중강도 운동을 150분 이상, 혹은 고강도로 75분 이상 운동하는 것을 말한다. 중강도 운동은 운동하면서 숨이 차고 땀이 흐르지만 가벼운 대화가 가능한 정도를 말하고, 고강도 운동은 운동 중 숨이 많이 차고 땀도 많이 흐르고, 대화는 간단한 의사 표현 정도만 가능할 정도의 운동을 말한다. 쉬운 예로, 양팔을 앞뒤로 크게 흔들며 평지를 빠르게 걷거나 가볍게 달리는 정도가 중강도 운동이라 할 수 있다. 고강도 운동은 오르막길이나 계단 등을 계속해서 오르거나, 빠르게 달리기 등이다.

물론, 운동 형태의 신체 활동이 아닌 정원 관리나 물건 옮기기 등처럼 작업상 신체 활동도 이 기준점에 포함되지만, 특별한 직업군을 제외하고 보통 사람들은 일상적으로 숨을 몰아쉬고 늘 땀이 날 정도로 작업하지는 않는다. 따라서 일반적 운동 형태의 신체 활동으로 해당 시간을 기준점으로 삼으면 된다.

그런데 한 가지 짚고 넘어갈 것이 있다. 1주일에 중강도 운동을 150분 이상, 혹은 고강도 운동을 75분 이상 운동한다는 것이 〈건강 증진〉을 위한 수치가 아니라는 점이다. 사람은, 현재 건강을 유지하고 성인병과 조기 사망을 예방하기 위해서 최소한 저만큼은 운동해야 한다는 뜻이다. 많은 임상 연구에서, 저 기준점 이상으로 운동하는 사람들과 기준점 이하로 운동하는 사람들을 비교해 봤을 때, 이하로 하는 사람들이 대체로 병을 가지고 살고 있거나 조기 사망할 가능성이 크다고 보고하였다. 즉, 저 정도의 운동량은 더 건강해지기 위한 기준점이 아니라 더 나빠지지 않기 위한 최소 기준점이라는 뜻이다.

누군가는 〈난 적어도 하루에 30분 이상은 걸으니까, 운동은 충분히 하는 것 같고 건강 관리도 잘하는 거야〉라고 생각한다면, 걸을 때 숨이 차고 땀이 날 정도로 걷고 있는지, 제대로 〈충분한 양의 신체 활동〉을 하고 있는지 다시 한번 생각해 보길 바란다. 물론 천천히 걷는다고는 해도 운동한다는 마음으로 걷는다면, 그 자체로 칭찬받을 일이며 그것조차 안 하는 사람들에 비해서는 훨씬 더 건강하고 오래 살 것이다.

2013년 WHO에서는 비만, 심혈관 질환, 당뇨병 등 성인병과 같은 비감염성 질환 예방을 위한 범세계적 계획을 발표한 바 있는데, 9개의 계획 중 하나로, 2025년까지 충분한 양의 신체 활동을 하지 않는 이들의 비율을 2013년보다 10퍼센트 감소하는 것이었다. 이후 2018년에는 2030년까지 충분한 양의 신체 활동을 하지 않는 이들의 비율을 2016년에 비해 추가로 15퍼센트 감소하겠다고 목표를 상향 조정했다. 2016년도 기준 전 세계적으로 약 27.5퍼센트는 충분히 운동하고 있지 않았으니, 2030년에는 이 비율을 23.4퍼센트까지 줄이겠다는 목표이다. 충분한 양의 신체 활동을 하지 않아서 연간 320만 명이 사망할 뿐만 아니라, 이에 따라 발생한 연간 경제 손실이 전 세계적으로 538억 달러, 우리나라 돈으로 무려 65조

(2013년 기준)에 달하는 것을 고려하면, WHO가 왜 사람들을 운동시키려고 그토록 노력하는지 이해가 갈 것이다.

하지만 WHO의 노력과 막대한 예산 투입에도 불구하고 충분한 양의 신체 활동을 하지 않는 자들의 비율은 2001년 28.5퍼센트에서 2016년 27.5퍼센트로 15년간 고작 1퍼센트가 줄어들었다. 이런 비율로는 운동하는 사람들을 늘려 보건적, 경제적 손실을 줄이겠다는 그들의 희망과 목표를 달성하기 매우 어려울 듯하다. 또, 지난 몇 년간 코로나19 대유행을 겪으며 지구촌 사람들 대부분이 사회적 거리 두기를 하게 된 이후 지금 〈충분한 양의 신체 활동을 하고 있지 않은 자들의 비율〉은 저 수치를 크게 웃돌지 않을까 예상한다. 그에 따른 사망자 수, 그리고 경제적 손실 역시 훨씬 증가하였을 것이다.

그렇다면, 규칙적으로 운동하면 건강해진다는 것을 우리가 모두 알고 있는데, 왜 우리는 여전히 운동을 충분히 하고 있지 않은 것일까? 사람들을 운동시키기 위해서는 우선 운동을 왜 하지 않는지 알고 그 원인을 해결해야 하므로, 이와 관련한 조사는 오랫동안 곳곳에서 진행되었다. 전 세계적으로 아주 오랫동안 남녀노소 공통으로 밝힌 〈내가 운동하지 않는 이유〉 중 불변의 1위는 바로 〈운동할 시간이 없어서〉이고, 이어서 조사 지역이나 특성에 따라 〈같이 운동할 사람이 없어서〉, 혹은

〈마땅히 운동할 장소나 도구가 없어서〉가 그 뒤를 잇는다. 그 뒤를 잇는 이유는 운동하기엔 너무 피곤하거나, 어떻게 운동하는지 몰라서, 내 외형에 자신이 없어서, 그리고 이런 이유를 극복하고 운동을 꼭 해야만 하는 동기 부여가 되지 않아서라고 한다.

우리가 운동하지 못하는 이유

어쩌면 전 세계 사람들이 운동하지 못하는 이유와 내가 규칙적으로 운동하지 못하는 이유가 이리도 같을 수 있을까? 우리는 운동이나 건강과 관련하여 강의나 강연할 때 학생들과 청중에게 왜 운동을 규칙적으로 하지 않느냐는 질문을 항상 하곤 한다. 그때마다 듣는 대답도 위와 같다. 그러면 다시 묻는다. 「아니 시간이 없다니요? 하루 24시간 중의 30분이나 1시간을 내서 운동할 시간이 정말 없어요?」 주부들은 말한다. 「네, 운동하려면 준비하고 또 피트니스 센터까지 가서 운동하고, 또 씻고 오고 하면 두세 시간은 금방 지나가 버리는데, 그럼 또 애들 밥 줘야 할 시간이고, 이것저것 할 게 많아서 운동할 시간이 진짜 없어요.」 학생들은 이렇게 말한다. 「그럼요. 강의 중간중간 시간에 할 수는 없고, 강의 끝나고 친구들 만나고 집에 가서 과제 하면 벌써 잘 시간이에요.」 직장인들도 말한다. 「퇴근하고 나면 얼마나 힘든데요! 집에 가서 밥 먹고 씻고, 내일 일 나가서 뭘 어떻게 해야 할지 고민 좀 하다 보면 가만 히 있어도 스트레스받아요. 운동하긴 해야 하는데 뭐 집에서 할 수도 없고….」 퇴직자들은 이렇게 답한다. 「나이가 들고 보 니 운동하고 나면 여기저기 안 쑤시는 데가 없어! 젊을 때야 뭐 하루가 멀다고 나가서 공치기했지만, 지금 운동을 잘못했 다가는 병원비가 더 들지.」

그렇다. 틀린 말이 아니다. 주부는 집안일에, 학생은 학업에, 직장인은 업무에, 또 퇴직자는 통증 관리를 우선순위로 두고 생활하다 보면, 정말 시간이 없을 수도 있다. 내일 또 본업에 충실하기 위해서는 30분이나 1시간 동안 운동으로 에너지를 쏟아 더 피곤해지고, 내일 몸이 여기저기 쑤시게 되느니 차라 리 맛있는 거 먹으면서 수다 떨거나 푹 쉬는 것이 더 나을 수 도 있다. 피트니스 센터 등록하고, 멋들어진 운동복이나 운동 화도 좀 사야 할 텐데 그러기엔 금전적으로 부담이 될 수도 있 다. 또 언젠가 운동을 열심히 한 적이 있는데, 운동하는 만큼 살도 안 빠지고, 효과도 없는 운동을 왜 그리 열심히 했는지 후회가 된 적도 있을 테고, 운동해 봤자 당장 티 나는 것도 없 다 보니 내가 꼭 운동해야 하는지 동기 부여도 잘되지 않았을 테다.

저마다 운동하지 못하는 나름의 이유가 다 있지만, 그래도 우리는 알고 있다. 규칙적으로 꼭 운동해야 한다는 사실을! 같은 주부, 학생, 직장인, 퇴직자라고 해도 매일매일 열심히 운동하며 살아가는 사람들도 많다. 이들은 많은 이의 답변에서 제시된 지리적, 사회적, 환경적, 심리적 제한이 적은 환경에 있기 때문일 수도 있다.

또 최근에는 멜라노코르틴-4 수용체MC4R라는 유전자의 다형성에 따라, 운동을 열심히 하거나 그렇지 않은 사람이 결정된다는 연구 결과도 보고된 바 있어, 조상이 물려준 치트 키를 가지고 있는 사람일 수도 있겠지만, 이들이 열심히 운동하는 가장 큰 이유는 본인의 내재적 동기, 즉 본인의 만족감을 위한 자발적인 의지이다. 누구는 체중 감량을 위해서, 또 누구는 날씬하고 탄탄한 근육의 멋진 몸매를 만들기 위해서, 또 누구는 재미와 활력과 기분 전환을 위해서……

운동은 선택이 아닌 〈필수〉

운동을 하지 않는 이유가 다양한 것처럼 운동을 꾸준히 하는 사람들 역시 다양한 이유가 있다. 운동을 하지 않던 사람이 운동을 열심히 할 수 있는 내재적 동기를 얻으려면, 적어도 현재 자신의 생활 방식을 바꾸고, 또한 운동을 시작하는 데 〈저항적 요소〉라고 생각했던 것들에 대해 일정 시간 동안 저항하려는 의지와 필요하다. 운동할 장소나 기구가 없어서 운동하지 못하는 사람들은 500밀리리터 페트병을 양손에 쥐고 아파트 계단 오르기를 하루 20분만 해보자. WHO에서 기준을 삼는 충분한 양의 신체 활동을 넉넉하게 넘길 것이다.

퇴근하고 집에 와서 저녁 먹으면 너무 피곤해서 운동할 기력이 없다면, 속는 셈 치고 몇 주 동안만이라도 무슨 운동이든 열심히 해보자. 그러면 운동 안 한 다음 날이 운동한 다음 날보다 더 피곤하다는 것을 느낄 것이다. 또 운동하면 여기저기 안 쑤시는 데가 없어서 병원비가 더 들까 봐 걱정이라면 몸 쑤시는 거 딱 1주일만 참고 운동해 보자. 이후에는 활력을 느끼게 된다. 운동하면 좋다는 걸 느끼는 시점까지 하지 않은 데다가 충분히 하지 않았기에 아예 잘 안 하게 된 것이다.

WHO를 비롯한 다양한 국제기구와 정부 차원의 정책 수립과 지원, 또 학자들이 제시한 신체 활동 증가를 위한 다양한 모델이 제시되었음에도 지난 15년간 충분한 양의 신체 활동을 수행하는 사람의 비율은 딱 1퍼센트가 늘었다. 사람들이 열심히 운동하기 위해서는, 정책이 중요하고 지원도 필요하며 환경 조성도 이뤄져야 하겠지만, 결국 〈의지〉에 달려 있다. 이쯤에서 조금 솔직해지자. 우리가 운동하지 않는 가장 큰 이유는, 운동해야 하는 목적과 의지가 약하거나 없기 때문이다. 운동을 하지 않는 사람들의 사유는 다양하지만, 이들의 공통점은 여러 가지 병에 걸릴 가능성이 크고 조기 사망할 가능성이 높다는 것이다. 또 운동을 열심히 하는 사람들의 사유는 다양하지만, 이들의 특징은 운동 안 하는 사람들보다 병에 걸릴 가능성은 적고 또 건강하게 오래 살 확률이 높다는 것이다.

운동하지 않는다고 해서, 당장 오늘내일 갑자기 건강에 이상이 생기는 것은 아니지만, 남녀 모든 나이에서 규칙적으로 운동하지 않는 사람은 향후 생명을 위협할 만한 다양한 질병의 발병률이 높다는 사실이 오랫동안 증명되어 왔기 때문에, 〈불충분한 양의 신체 활동〉을 보건계의 스텔스형 폭군, 혹은 〈침묵의 예비 살인자〉라 불러도 무방하겠다.

표현이 다소 과할지 모르지만, 보건적 관점에서 전혀 과하지 않은 표현이다. 스텔스나 침묵이란 말이 붙은 것처럼 지금은 당장 안 보이고 잘 들리지 않으니, 그것이 가지고 있는 잠재적 위험에 대해 공포가 없겠지만, 우리는 하루빨리 내면의 레이더 성능을 업그레이드하여 위험성을 조기 감지해 내고, 이를 소멸시켜 버려야 한다.

아직 젊으니까 괜찮을 거라고 안심하는 사람들이 생각보다 많다. 젊고 건강한 남녀 20명을 5일 동안 반강제적으로 카우치 포테이토couch potato로 만든 후, 이들의 건강 상태 변화를 관찰한 연구가 있었다. 카우치 포테이토란 운동은 하지 않고 소파에 앉아서 먹고, TV만 보는 사람들을 일컫는 말이다. 〈젊음은 건강〉이라고 하는데, 과연 이들이 5일 동안 운동하지 않았다고 해서 크게 문제가 생겼을까? 이들의 당뇨병 관련 지표와 심혈관 관련 지표는 여전히 정상 범위 내였지만, 지표 대부분이 악화하는 경향을 보였다.

물론, 이들이 연구가 종료된 후에 평소처럼 적당히 운동도 하고 활기차게 보내던 일상으로 돌아가면 이 지표들은 곧 회복되겠지만, 이러한 습관을 지닌 젊은이라면 〈젊음〉이라는 방패막이는 〈게으름〉이라는 창에 곧 뚫려 버릴 것이다.

운동하지 않는 젊은이는 스텔스형 폭군, 혹은 침묵의 예비 살인자라는 안내자의 중매로 질병이라는 동반자를 맞이하여 오랫동안 함께할 것이다. 젊음은 곧 건강이란 공식은 그저 편견일 뿐이다. 이 중매자를 조기 감지하고 소멸시키는 방법은 매우 간단하다.

지금 바로 일어나서 계단을 오르거나 달리거나 아니면 동네 한 바퀴라도 빠르게 걸어 보자. 밖에 비가 오거나, 덥거나, 춥거나, 혹은 미세 먼지가 많아서 나가기 힘들면 유튜브를 켜고 〈홈 트레이닝〉이란 검색어로 나오는 아무 영상이나 클릭하

고 무작정 따라 해보자. 이렇게 꾸준히 하다 보면, 저 중매자
들을 손쉽게 떨쳐 버릴 수 있다.

2
운동하면 왜 건강해질까?

살Fatness vs 체력Fitness, 미토콘드리온

열심히 운동하면 건강하다는 사실은 모두 알고 있지만, 운동하면 왜 건강해지는지 답할 수 있는 사람은 많지 않다. 관련된 전공 지식이 없는 일반인들은 물론 의·약학이나 체육학 등을 공부하는 전문인에게 물어봐도 〈이것 때문이다〉라고 결론을 내리지 못한다. 좀 더 정확히, 운동하면 왜 건강해지는지에 대한 질문에 〈정확한 과학적 해답〉을 알고 있는 사람은 아무도 없을 것이다. 이에 대한 해답을 찾기 위해 수십 년간 진행된 연구 결과를 토대로 제시된 과학적 근거는 아주 많으나 새로운 연구 결과로 힘을 잃는 경우가 많고 그 반대의 경우도 많다. 반박된 근거 중 가장 대표적인 예가 바로 〈운동을 열심히 하면 살이 빠지기 때문에 건강해진다〉라는 것이다. 사실 틀린 말은 아니다. 운동해서 살이 빠지면, 좀 더 정확하게 말해서 지방이 빠지면 건강해진다는 것은 사실이다. 1960년대 후반부터 최근까지 수천 편의 임상 연구가 이를 증명해 왔다. 동물 연구까지 합치면 1만 개가 넘는 논문에서 규칙적으로 운동해서 살(지방)을 빼면 다양한 종류의 병리적 원인이 개선되고, 따라서 건강해질 수 있다고 보고하였다.

모든 사람이 알고 있는 말이 하나 있다. 바로 〈비만은 만병의 근원이다〉라는 말이다. 비만이 만병의 근원인 것은 맞는다. 운동이 건강에 중요하다는 과학적 검증이 이뤄지지 훨씬 전부터 비만은 만병의 근원이라는 과학적 검증이 이뤄져 왔고, 검증 규모 역시 훨씬 광범위하게 진행되었다. 비만일 경우, 심혈관 질환, 당뇨병, 암(특히, 유방암, 대장암, 자궁내막암, 난소암, 담낭암, 전립샘암, 신장암, 간암, 식도암 등), 관절염, 수면 장애 등 일반적으로 생각할 수 있는 질환 대부분의 발병 우려가 높다고 오랫동안 보고되었다. 특히 생애 전환기인 40세에 비만일 경우는, 이런 질병들의 발병률이 66세 때 비만인 경우보다 몇 배나 높다고 한다. 논문이나 전문 서적을 통해서가 아니라고 해도, 각종 언론에서 이와 같은 내용을 다양한 방법으로 오랫동안 알렸기에, 우리 대부분은 비만이 우리 건강의 적이라고 인지한다.

게다가 외모를 통해 자기 정체성을 드러내고 확인하는 경향이 강한 현대 사회에서 뚱뚱한 사람은 게으르며 의지가 약하고 자기 규율이 부족한 사람이라고 〈비만 낙인obesity stigma〉을 찍기도 한다. 저술가 운노 히로시의 『다이어트 역사』에 의하면, 이러한 사고방식은 최근 현상이 아니라 미국에서는 1860년대부터 꾸준히 팽배했다고 한다. 이러다 보니 뚱뚱한 사람들은 어릴 때부터 놀림의 대상이 되는 경우가 많고, 성인이 되어서도 우울감이나 불안감, 그리고 낮은 자존감 등을 호소하는 경우가 많다고 보고된다. 이런 현상은 우리나라를 포함하여 전 세계적으로 관찰되기도 한다. 이렇다 보니 WHO에서는 비만을 〈만병의 근원〉이라고 지칭하면서도 비만을 독립적인 〈질병〉으로 지정했다.

근육에 관해 설명하기 전, 우선 비만에 관해 얘기해 보자. 비만한 사람이 건강하지 않다는 건 다 알고 있는 사실이다. 좀 더 정확히는 비만한 사람은 그렇지 않은 사람에 비해 〈대체로〉 건강하지 않다. 실제로 모든 비만인이 여러 가지 질병을 가지고 또 조기 사망률이 높은 것은 아니다. 또 모든 날씬한 사람이 질병으로부터 자유로우며 오래 사는 것은 아니다. 비만을 판단하는 기준은 여러 가지가 있는데, 그중 가장 널리 활용되는 지표가 체질량 지수BMI이다. BMI란 몸무게(kg)를 키(m)의 제곱(m^2)으로 나눈 값인데, 우리나라를 포함한 아시아 국가에서는 이 수치가 18.5 이하일 경우 저체중, 18.5~22.99일 경우 정상 체중, 23~24.99일 경우 과체중, 그리고 25 이상이면 비만으로 판단한다. 반면 서양에서는 BMI가 25 이상일 경우 과체중, 그리고 30 이상일 경우를 비만으로 판단한다.

물론 키와 몸무게만으로 한 사람의 비만 여부를 정확하게 판단하기는 힘들다. 근육이 많아서 키에 비해 체중이 많이 나가는 사람일 수도 있고, 지방보다 무거운 근육은 거의 없고 지방만 있어서 체중이 키에 비해 상대적으로 적게 나가는 사람이 있을 수도 있다. 이런 특수한 경우를 제외하고는 이 BMI 수치를 통해 대체로 비만 여부를 잘 판단할 수 있으므로 아주 오랫동안 유용하게 활용되고 있다. BMI라는 개념을 이해했다면, 2006년에 보고된 흥미로운 관찰 연구 결과를 소개하겠다. 미국 국립 보건원이 대규모 코호트(50~71세의 남녀 527,265명)를 대상으로 비만과 사망 위험률의 관계를 조사한 결과, 예상대로 비만도가 높을 때 사망 위험률이 증가한다는 결과가 나왔다. 이 결과를 조금 더 자세히 살펴보니, 사망 위험률이 가장 낮았던 사람들은 BMI 25 정도, 그러니까 서양 기준으로 약간 과체중인 사람들이었으며 이들과 비교하여 BMI가 31~32로 비만에 해당하는 사람들과 BMI 21~22인지극히 정상 체중을 가지고 있는 사람들의 상대적 사망 위험률이 같이 나온 것이다. BMI가 35 이상 중·고도 비만인의 사망 위험률은 매우 높았다.

비만의 역설

약간 혼란스러울 것이다. 우리는 분명 비만이 만병의 근원이라고 세뇌당하듯 뇌리에 각인시켜 왔고, 또 살을 빼야 건강해진다고 알고 살아왔는데, 과체중인 사람이 사망 위험률이 가장 낮고, 비만하더라도 정상인 사람과 비슷한 수준의 사망 위험률을 가지고 있다니! 그렇다면 굳이 운동하고 먹고 싶은 거 참아 가며 정상 체중 유지하려고 애쓸 필요가 없지 않은가! 혼란스러운 건 당신만이 아니었다. 당시 이 연구 결과를 발표한 연구진도 이런 현상이 관찰된 것에 대해 정확한 설명을 내놓지 못했다. 이 연구 결과가 『뉴잉글랜드 저널 오브 메디신 *NEJM*』이라는 세계 최고의 의학지에 실리면서 비만이 무조건 나쁜 것이 아니라는 견해가 널리 퍼지긴 했지만 이전에도 비슷한 관찰은 있었다. 캘리포니아 주립 대학교 의과 대학의 카미야르 칼란타르자데Kamyar Kalantar-Zadeh 교수가 말기 신장 질환 환자나 만성 심부전증 환자를 대상으로 치료 예후를 분석한 결과, BMI가 높을수록 사망 위험률이 감소한다는 논문을 발표하면서 〈비만의 역설Obesity Paradox〉이라는 개념을 소개하였다.

이런 비만의 역설이 단지 몇 개의 유명한 연구에만 관찰된 것이 아니다. 2013년 미국 질병 통제 예방 센터CDC의 캐서린 플리걸Katherine Flegal 박사 연구팀이 97개의 대규모 임상 연구 대상자 총 288만 명을 대상으로 비만과 사망 위험률을 조사한 메타 분석 연구에서도, 정상 체중인에 비해서 과체중인 사람들의 사망 위험률이 더 낮았으며, 경도 비만인의 경우, 정상인과 그것이 크게 다르지 않았다는 결론이 나왔다. 서양에서 진행된 연구들이 대부분이었기에, BMI 25~30의 대상자가 과체중으로 분류되었던 것이지 동양인 기준에서는 모두 비만인이다.

이쯤 되면 비만인은 건강하지 않다는 인식을 버려야 하고, 또 건강하고 오래 살기 위해서는 살을 빼고 정상 체중을 유지해야 한다는 교리에 의문을 제기해야 한다. 이런 결과에 대해 연구팀은 어떤 설명을 내놓았을까? 애석하게도 특별한 설명을 하지 않았다. 단지 우리가 오랫동안 알고 있던 사실, 즉 비만할수록 조기 사망률이 증가한다는 것은 사실이 아니며, 고도 비만일 경우에는 적용된다는 것이 전부였다. 연구자들도 이런 결과에 적잖이 당황했을 것이다. 물론 여전히 과체중이거나 경도 비만한 사람이 정상인보다 건강하지 않다는 연구 결과는 여기저기에서 많이 쏟아지고 있으므로, 과거 우리가 알고 있던 사실이 완전히 뒤집힌 것은 아니다. 중요한 건 우리의 건강을 결정하는 데 〈비만〉 말고도 다른 요소들이 강하게 작용한다는 것이다. 그러면 과체중이거나 비만인이라고 해도 정상 체중을 가진 이들보다 더 건강하게 살 수 있도록 작용하는 요소가 무엇일까?

조선 후기의 한의학자 이제마가 만든 새로운 한의학 체계인 사상 의학에 따르면, 사람은 각자 타고난 바가 달라서 각각의 체질에 따라 장부의 기능적 구조가 다르고, 신체적 특징이 다르며, 성품에서도 어느 정도 차이가 있다고 한다. 따라서 사람을 태양인, 소양인, 태음인, 소음인 이렇게 네 부류로 나눈 후 의학적 처방을 다르게 해야 한다는 것이다.

2000년 이후 운동 생리학자들은 이제마 선생처럼 사람을 네 부류로 나누었는데, 정상 체중이며 체력이 좋은 사람Lean & Fit, 정상 체중이며 체력이 좋지 않은 사람Lean & Unfit, 비만이며 체력이 좋은 사람Obese & Fit, 마지막으로 비만이며 체력도 좋지 않은 사람Obese & Unfit이다. 이제마 선생은 한방 치료의 효율성을 높이기 위해 사상 의학을 도입했다고는 하지만, 운동 생리학자들에게 이러한 분류가 왜 필요했을까?

바로, 위에서 언급한 비만의 역설이라는 미스터리를 풀기 위해서이다.

운동 생리학자들의 네 가지 분류에서 가장 건강한 사람, 즉 사망 위험률이 가장 낮은 사람은 당연히 정상 체중이며 체력이 좋은 사람일 것이다. 그렇다면 나머지 2, 3, 4위는 어떤 그룹에 돌아갈까? 2위는 비만이며 체력이 좋은 사람들이었고, 3, 4위는 우열을 가리기 힘든 수준으로, 정상 체중이며 체력이 좋지 않은 사람들과 비만이며 체력도 좋지 않은 사람들에게 돌아갔다. 정상 체중이며 체력이 좋은 사람의 사망 위험률을 1이라 정했을 때, 비만이며 체력이 좋은 사람들의 사망 위험률은 1.21, 정상 체중이며 체력이 좋지 않은 사람들과 비만이며 체력도 좋지 않은 사람들은 각각 2.42, 2.46이었다. 1위와 2위 간의 차이는 통계적으로 유의하지 않았는데, 다시 말하면, 비만한 사람이 비슷한 체력 수준의 정상 체중인보다 약간 덜 건강할 수는 있으나 큰 차이는 없다는 것이다.

이 수치가 우리에게 시사하는 것은, 건강해지기 위해 우리가 먼저 생각해야 할 것은 살보다는 체력이라는 것이다. 과체중이거나 약간 뚱뚱한 사람이라고 해도, 체력이 좋으면 저질 체력의 날씬한 사람보다 훨씬 더 건강하고 오래 살 수 있다.

〈체력〉은 어떻게 결정되는 것인가?

체력의 종류도 다양하고 종류별 개념도 다르지만, 짧게 정의하자면 신체적 활동을 원활하게 지속하고, 환경 변화에 대하여 건강을 유지하는 방어적 능력이라고 할 수 있다. 이를 위해선 근력, 근지구력, 심폐 지구력, 그리고 유연성 등이 필요하다. 또한, 이런 능력을 원활하게 수행하려면 일정 수준의 근육량이 필요하고, 또 근육에 비해 건강에 비교적 해로운 지방은 일정 수준 이하로 유지해야 한다. 체력이 좋다는 건, 그만큼 많이 움직이고 운동하고 활동적으로 살았다는 사실의 방증이다. 여기에서도 유전자가 심리적으로, 또 생리적으로 어느 정도 작용한다.

운동하고 싶은데 선천적으로 체력이 약해서 운동을 못 한다, 선천적으로 폐 기능이 안 좋아서 뛰는 운동은 못 한다, 선천적으로 근력이 약해서 기구를 들고 하는 운동은 못 한다 등등 다시 말하면 훌륭하지 못한 유전자를 가지고 태어나서 체력이 약하고, 또 그래서 운동하고 싶어도 못 한다고 말하는 사람들이 많다. 물론, 가지고 태어난 유전자에 따라서 체력 수준이 달라질 수는 있다. 최근에는 유전학 정보나 분석 방법이 비약적으로 발전하여, 체력과 관련된 다양한 유전자가 규명되는 추세이다.

최근 한 연구에 따르면, 유전적 다형성에 의해 근력은 최대 72퍼센트, 그리고 심폐 체력은 최대 44퍼센트까지 차이가 날 수 있다고 보고되기도 했다. 그것 봐라, 나의 체력이 다른 사람들보다 약한 이유는 유전자의 차이 아닌가? 단순히 저 말이나 논문의 제목들만 보면 그렇게 느껴질 수 있지만, 논문의 내용을 조금 더 정확하게 이해해 보면 유전적 다형성에 따라서 똑같은 양의 운동을 해도 얼마큼 체력이 빠르게 향상될 수 있는지에 대한 차이가 있다는 것이다.

조상의 은혜를 받고 극단적으로 〈잘 태어난〉 A와 그렇지 않은 B가 똑같은 종류와 강도의 운동을 100이라는 양만큼 했다고 가정했을 때, 운동하기 전에 비해서 A는 근력이 100이 늘었고 B는 28만 늘었을 수도 있다. 심폐 체력의 경우에는 A가 100이 늘었을 때 B는 56만 늘었을 수도 있다는 뜻이다. 이 극단적인 두 사람의 경우에서 주목해야 할 점은, 〈운동하기 전에 비해서〉라는 말이다. 누구든 운동을 하게 되면 운동하기 전에 비해서 체력을 향상한다. 다만, 운동 효과가 사람마다 다르게 나타날 수 있다는 뜻이다. 위에서 말한 B의 경우에서도, 분명 체력 증진 효과는 나타난다. 그 정도가 극단적으로 잘 태어난 A에 비해서 한참 떨어져서 문제이지만 말이다.

현재 나의 체력 수준은 유전자에 의해서 결정되는 것이 아니다. 수많은 연구에서 현재의 체력 수준은 내가 평소에 하는 운동의 양, 조금 더 세부적으로 말하면 강도에 의해서 결정된다고 밝혔다. 그러니 내가 〈현재〉 운동을 하지 않거나, 체력이 약하거나, 건강하지 않은 이유를 〈선천적으로〉라는 표현에 빗대어 조상 탓으로 돌리는 것은 조금은 비겁한 변명일 수 있다. 건강하게 장수하기 위해서 〈비만〉보다 중요한 〈체력〉을 기르기 위해서는 힘들게 더 많이 운동하는 수밖에 없다.

　나랑 비슷한 시기에 운동을 시작한 친구와 비교해서 내 체력이 더디게 늘면 물론 속상하고 또 조상 탓을 하고 싶겠지만, 열심히 하다 보면 분명 체력은 강해진다. 체력이 빨리 늘지 않는다며 의욕 상실로 그만두면, 그냥 거기서 멈춘 후에 다시 예전으로 복귀해 버린다. 다른 사람처럼 체력 100이 늘어서 100만큼의 건강 이득을 얻으면 얼마나 좋겠느냐만, 체력이 50만 늘었고 딱 그만큼의 건강 이득만 얻었다고 해서, 50을 손해 보는 것이 절대 아니다. 플러스 50인 셈이다. 운동 안 했을 때보다 50만큼이나 더 건강해진다.

　결국 운동하면 살 빠져서 건강해지는 것이 아니라 운동 그 자체가 주는 효과로 건강해지는 것이다. 열심히 땀을 흘린 만큼 군살 없는 몸매나 탄탄한 근육과 같은 가시적 보상이 함께 주어진다면 얼마나 좋을까? 하지만 그런 보상이 주어지지 않았다고 해서 너무 실망하지 않기를 바란다. 이미 당신은 충분히 건강해지는 중이다. 용기를 주려는 말이 아니라 이미 세계 최고 수준의 의학 저널에서 그렇게 분석하고 발표했다. 운동을 규칙적으로 해서 체력이 좋아지면 체중 감량이 미비하다 해도 건강 지표(특히 당뇨병이나 심혈관 질환 관련)들은 좋아진다. 그러니 문제는 체력이지 살이 아니다. 이제는 만병의 근원은 비만이라고 말하기보다는 〈저질 체력〉이라고 말하자. 이제부터는 힘들게 운동한 후에 찾아오는 허기를 채우면서 죄책감 대신 그 자체를 체력 증진에 대한 보상으로 여기며 심리적인 웰빙도 같이 누려야 한다.

미토콘드리온 부자 되기

운동을 열심히 하면 건강해지는 이유가 운동을 통해 만병의 근원인 〈비만〉을 해결할 수 있기 때문이 아니라, 결정적인 이유는 체력이 강해지기 때문이라고 설명한 바 있다. 체력이 강해졌다는 것은, 사람마다 차이가 있지만 〈운동〉이라는 자극에 대해 내 몸에서 다양한 생리적, 기능적 변화가 일어났다는 뜻이다. 물론 좋은 방향으로 변화이다. 신체 활동이란, 반복적이고 자발적인 근육의 수축 활동으로 인해 발생하는 모든 신체의 움직임이라고 정의된다. 키보드를 두드리기 위한 손가락의 움직임과 같은 낮은 단위에서부터 달리기와 수영과 같은 운동 형태의 움직임까지 모두를 아우르는 말이다. 컴퓨터 타자와 같은 낮은 단위의 신체 활동을 할 때는 적은 양의 근육이 낮은 강도로 활성화가 되므로 상대적으로 적은 양의 에너지가 필요하지만, 수영과 같이 물의 저항을 거슬러야 하는 운동은 전신의 근육이 높은 강도로 활성화되어야 하므로 많은 양의 에너지가 필요하고 그만큼 힘들다.

신체 활동, 혹은 운동이라는 것은 근육 활동의 결과물이고 이런 결과물이 잘 나오기 위해서는 우선 〈근육 발달〉이 선행되어야 한다. 체력이란 신체 활동을 원활하게 지속하고, 환경 변화에 대하여 건강을 유지하는 방어적 능력이다. 골격근뿐만 아니라, 심장 역시 대부분 〈근육〉으로 구성된 장기이므로, 결국 〈근육〉이 발달해야 원활한 혈액 순환과 움직임이 가능하다. 이 관점에서 봤을 때, 〈근육이 잘 발달해야 체력이 좋아지는 것이다〉라는 말은 일부 (〈신체 활동을 원활하게 지속하고〉 부분에서) 성립된다. 〈근육이 잘 발달했다〉는 말을 들었을 때 가장 먼저 떠오르는 이미지가 무엇인가? 우람한 팔 근육에 비치는 퍼런 혈관, 승천하는 엉덩이, 초콜릿 복근, 하트 모양의 장딴지 등등. 그렇다. 근육맨! TV에서 보던 근육맨들의 이미지가 먼저 떠오를 것이다. 여성들 역시 마르고 늘씬하기만 한 몸이 아닌, 잘록한 허리에 탄탄한 근육질의 몸을 바란다.

다만 운동을 열심히 했더니 근육이 많아져서 체력이 좋아졌다고 말할 때 꼭 알아 두어야 할 것이 있다. 열심히 운동한 결과물로써 단지 근육의 양이 증가한 것이 아니라 근육 내부에서 일어나는 다양한 생리적 변화가 동반되었기 때문이다. 그러니 근육이 발달했다는 뜻은 근육의 양적인 증가와 내부의 생리적 기능 향상이 동시에 이뤄졌음을 알아 두어야 한다. 힘strength이라는 것은 근육 섬유들이 수축할 때 발생하는 물리적인 에너지이다. 수축하는 주체가 많을수록 더 많은 물리적 에너지가 발생할 테니, 근육의 양이 많으면 당연히 더 큰 힘을 낼 수 있다. 힘은 운동할 때, 그리고 일상 생활에서 매우 필요한 요소이므로, 열심히 운동해서 근육을 키우면 여러모로 큰 도움이 된다.

그런데 내부의 생리적 기능 향상이란 도대체 어떤 기능이 어떻게 좋아졌다는 뜻인가? 가장 대표적인 것이 〈세포 호흡의 긍정적 변화〉이다. 인간이 호흡한다는 것은, 일반적으로 숨을 들이마시고 내쉬는 행위이다. 조금 더 구체적으로 표현하자면, 호흡을 통해 대기중에 있는 산소O_2를 폐로 이동시키고, 이때 허파 꽈리 세포가 적혈구에 그 산소들을 옮겨 놓는 동시에, 인체의 모든 세포가 에너지를 만드는 과정에서 필연적으로 발생시키는 이산화탄소CO_2를 대기 중으로 배출하는 것을 말한다. 그런데 세포의 관점에서 호흡이란 단순히 산소를 공급하고 이산화탄소를 배출하는 것이 아니라, 혈액을 통해 공급된 산소를 활용하여 에너지를 생산하는 과정을 말한다.

세포는 주로 탄수화물과 지방, 그리고 일부 단백질을 활용하여 아데노신삼인산ATP이라는 형태의 에너지를 만들어 내는데, 이렇게 생산된 에너지는 세포의 기능 유지에 필수적이며, 에너지가 원활하게 만들어지지 않았을 경우 세포의 기능이 저해되거나, 나아가서는 괴사가 일어난다. 따라서 세포의 관점에서 호흡이라는 것은 세포 기능을 유지하기 위해 영양분을 활용하여 에너지를 생산하는 것이고, 이 과정에서 산소가 필요하며, 에너지 생산의 결과로 이산화탄소가 만들어진다. 그렇게 만들어진 이산화탄소를 폐를 통해 배출시키면서 추가로 필요한 산소는 폐를 통해 공급한다. 이 과정에서 우리는 숨을 들이마시고 내쉰다. 천천히 걷기와 같이 에너지가 많이 필요하지 않은 운동을 할 때는 산소의 요구량이나 이산화탄소의 배출량이 많지 않으니, 우리의 호흡이 가빠질 필요가 없지만 등산하거나 계단을 뛰어오를 때처럼 많은 에너지가 필요한 힘든 운동을 할 때면 어김없이 가쁜 숨을 몰아쉬게 된다.

분명 똑같은 신체 활동, 혹은 운동을 하는데도 어떤 사람의 호흡은 매우 가쁜 데 비해, 어떤 사람의 호흡은 매우 평화로운 경우를 자주 본다. 이럴 때 보통 폐활량이 낮아서 힘들다고 표현하곤 하는데, 폐활량은 숨을 최대한 들이마신 다음 힘껏 내쉴 수 있는 양을 측정하는 〈호기 시 폐활량〉, 그리고 반대로 숨을 내쉰 뒤 최대한 공기를 들이마실 수 있는 양을 측정하는 〈흡기 시 폐활량〉으로 나눌 수 있다. 그런데 이 폐활량은 폐의 질환을 진단하고, 폐 기능 장애의 징후를 예측하기 위해서 측정하는 것이지 운동 능력, 즉 체력을 평가하는 요소가 아니다. 심한 폐렴이나 폐의 해부학적 문제에 따른 기능 이상이 있으면 폐활량이 떨어지고 운동 능력도 감소하지만, 이런 경우가 아니면 사실 폐의 능력, 즉 산소를 폐의 꽈리 세포가 대기 중의 산소를 적혈구에 옮기고 이산화탄소를 대기로 배출시키는 능력은 우리의 운동 능력을 제한시키는 요소가 절대 아니다.

다시 말해서, 정상적일 경우 폐의 능력은 우리의 체력이 좋든 좋지 않든 상관없이 우리 몸의 산소 요구를 충족시킬 만큼 훌륭하다. 그렇다면 같이 운동해도 누군가는 호흡이 그렇게 가빠지는 이유가 무엇일까? 바로 〈근육 발달〉이 잘되지 않았기 때문이다. 근육 발달은 근육의 양적인 증가와 내부의 생리적 기능 향상이 동시에 이뤄지는 것을 말하는데, 이 내부의 생리적 기능의 차이가 누군가의 호흡을 가쁘게 만드는 것이다.

내부의 기능 차이 중 가장 대표적인 것이 세포가 에너지를 만들 때 어떤 기질을 사용하는지에 따라 다르다. 우리 몸의 세포는 대부분 탄수화물이나 지방을 연소하며 에너지를 생산한다. 살을 빼고 싶은 사람들은 지방을 더 많이 연소하여 에너지를 만들고 지방을 감소하고, 또 당뇨병에 걸려서 혈당이 높은 사람들은 탄수화물(당분)을 연소하여 에너지도 만들고 혈당도 낮아지길 바라지만, 아쉽게도 그런 바람대로 기질이 연소하지는 않는다.

미토콘드리온이 일하는 법

탄수화물과 지방 중 어떤 기질을 더 많이 사용하는지는 세포 내에 〈미토콘드리온〉이라고 하는 소기관이 얼마나 많은지, 또 이들이 얼마큼 일을 효율적으로 잘하는지에 따라 결정된다. 미토콘드리온은 무엇인가? 미토콘드리온은 세포의 발전소라 불리는 소기관으로써, 세포에 필요한 에너지 대부분을 생산하고 공급한다. 미토콘드리온의 양이 많고 에너지 생산 기능이 원활하면, 계단 뛰어오르기와 같은 고강도 운동을 할 때도 문제없이 에너지를 공급할 수 있지만, 그렇지 못하면 에너지 공급에 차질이 생긴다. 미토콘드리온의 양이 아주 부족하거나 간혹 유전적 결함이 있을 때는, 고강도 운동은 고사하고 걷기와 같은 저강도 운동에 필요한 에너지 공급도 어려울 수 있다. 그런데 이 미토콘드리온의 특징은, 에너지 수요가 많지 않은 상황에서는 탄수화물보다는 지방을 더 많이 연소하여 에너지를 만들지만, 에너지 수요가 증가하는 상황에서 그 요구량을 충족시키지 못할 때는 지방 연소율이 현저하게 감소하고 탄수화물에 의존도를 증가시킨다.

간단하게 정리하면, 근육 내 미토콘드리온이 많을 때는 힘든 운동을 해도 지방을 잘 연소할 수 있지만, 미토콘드리온이 많지 않다면 운동의 강도가 조금만 올라가도 지방이 아닌 탄수화물을 주로 연소하여 에너지를 만든다는 것이다. 그런데 이게 도대체 뭐가 문제란 말인가? 탄수화물을 쓰던, 지방을 쓰던, 에너지만 만들어 세포에 공급해 주면 그만 아닌가? 물론 몸 여기저기에 지방이 수북이 쌓여 있는 사람이라면 같은 운동을 하는데도 뭔가 손해 보는 느낌이 들 수 있지만 이 차이가 당신의 운동 능력을 결정짓는 중요한 요소 중 하나이다. 에너지가 많이 요구되는 상황에서 지방의 연소가 줄어들면, 당연히 전보다 훨씬 더 많은 양의 탄수화물이 연소하여야 할 텐데, 이 과정에서 필연적으로 수소 이온 H^+이 많이 생성된다. 수소? 우주에서 제일 흔하고 많은 게 수소이고 우리 몸 역시 수소로 만들어져 있을 텐데 그게 왜 문제가 될까? 그런데 많은 양의 수소가 혈액 속에 수소 이온 형태로 녹아 있게 되면, 우리 몸은 산성화(산성 혈증acidosis)가 되어 버린다.

몸이 산성화가 되어 버리면, 많은 생리적 기능이 저해되어 곳곳에서 이상 현상이 발생한다. 단순히 근육만 말을 안 듣는 것이 아니라, 우리 몸을 구성하는 상당수의 세포가 제 기능을 하지 못하고, 심하면 혼수상태에 빠지거나 사망할 수도 있다. 아니, 탄수화물 좀 많이 썼다고 그런 일이 발생하다니! 물론 극단적 경우이지만, 적어도 더 이상 운동하는 것은 힘들 것이다. 그러나 다행인 것은 우리 몸은, 급격히 산성화가 되는 것을 막아 주는 방패막이를 가지고 있어서 미토콘드리온이 부족한 사람이 운동할 때 탄수화물을 많이 쓰더라도 곧바로 몸이 산성화되도록 방치하지는 않는다. 이 방패막이가 바로 탄산수소염 완충 체계라는 것인데, 이 체계를 통해서 수소 이온은 탄산수소염과 결합한 뒤 탄산으로 만들어지고, 이 탄산은 곧바로 이산화탄소와 물로 나뉘게 된다. 이 과정에서 물이 생성되는 것이야 인체에 큰 영향이 없지만, 혈액 속에 이산화탄소가 많아지면, 뇌줄기brainstem와 경동맥에 있는 특수 기관에서 이를 감지하고 뇌가 이를 배출하기 위해 호흡을 증가하도록 한다.

자, 이제 당신이 숨을 그리 가쁘게 내쉬었던 이유가, 적어도

〈미토콘드리온과 운동의 관계〉

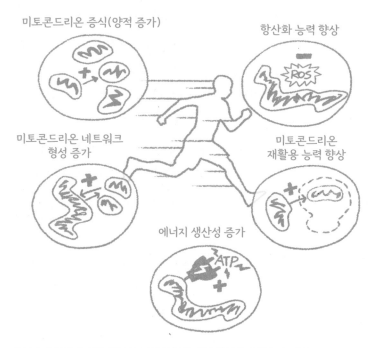

미토콘드리온 증식(양적 증가)

항산화 능력 향상

미토콘드리온 네트워크
형성 증가

미토콘드리온
재활용 능력 향상

에너지 생산성 증가

우리가 운동하게 되면 미토콘드리온의 양적, 질적 향상을 유발할 수 있다.

폐활량이 낮았기 때문이 아니라는 것을 이해했기를 바란다.
당신의 근육 속에는 다른 사람에 비해서 미토콘드리온의 수
가 현저히 적었을 것이다. 그렇다 보니, 언덕길 오르기 같은
나름의 고강도 운동에 필요한 에너지를 원활하게 생산하지
못했을 테고, 미토콘드리온의 특성상 이런 경우 지방이 아닌

탄수화물을 더 많이 연소했을 것이다. 그 결과로 많은 양의 이산화탄소가 만들어져서 뇌줄기와 경동맥의 특수 기관이 이를 감지하고 호흡을 증가시키는 신호를 보냈다. 결국 당신의 숨이 가쁜 이유는, 폐의 탓이 아니라 근육의 내부 기능이 좋지 못하기 때문이다. 미토콘드리온의 기능이 운동 중 에너지 생산을 원활하게 하는 것만은 아니다. 수많은 임상 연구와 동물 연구에서 미토콘드리온의 양이 적거나 기능이 약할 경우, 인슐린 저항성이 생길 가능성이 크다고 보고했다. 인슐린 저항성이란, 췌장의 베타 세포가 분비하는 인슐린이라는 호르몬이 다른 세포에서 효율적으로 작용하지 않는 현상을 말한다. 인슐린이 분비되는 첫 번째 목적은 혈당을 떨어뜨리기 위해서이다.

인슐린은 왜 이토록 중요한가

우리가 식사하거나 간식을 먹게 되면, 소화 기관을 통해 그 음식에 들어 있던 탄수화물 덩어리가 포도당glucose이라고 하는 최소 단위의 탄수화물로 분해된 후 소장을 통해 혈액 속으로 유입된다. 포도당이 혈액 속에서 계속 높게 유지될 경우, 혈관 손상을 비롯한 다양한 이상이 생기게 되므로 우리 몸이 이를 보호하고자 췌장이 인슐린을 분비한다. 인슐린의 여러 작용 중 하나가 바로, 혈액에 녹아 있는 포도당(혈당)을 세포 내부로 들어가도록 도와주는 역할을 하는 것이다. 세포 내부로 들어간 포도당은 이후 에너지를 만드는 데 사용되고, 근육이나 간은 차후 에너지를 만드는 데 활용될 수 있도록 일부를 저장하기도 한다. 그러므로 식사 후에 췌장에서 인슐린이 분비되고, 또 분비된 인슐린이 세포에서 원활하게 작용하는 것은 혈당이 높게 유지되는 현상(고혈당)을 막아 이로 발생할 수 있는 문제를 예방하는 측면, 그리고 (성인 기준) 약 37.2조 개의 세포에 포도당이라는 에너지원을 문제없이 공급하기 위한 측면에서 매우 중요하다.

인슐린 저항성이 생겼다는 것은, 인슐린이 이러한 목적을 수행하는 과정에서 문제가 발생했음을 의미한다. 이전에는 평소 5mlU/mL 정도의 인슐린이 혈액 속에 있었다면 정상 혈당(공복 100mg/dL 미만, 식후 2시간 140mg/dL 미만)을 유지하는 데 문제가 없었지만, 인슐린 저항성이 생겨 버리면 이 정도의 인슐린을 가지고 정상 혈당을 유지하기 힘들어진다. 우리 몸은 혈당이 올라가면 발생할 다양한 문제점을 알고 있으므로 어떻게든 이를 정상으로 유지하려 한다. 이때 우리 몸이 가장 쉽게 취할 수 있는 조치가 바로 인슐린의 분비량을 증가시키는 것이다. 다양한 호르몬과 물질들이 혈당을 낮추는 역할을 하지만, 혈당을 떨어뜨리는 데 있어서 인슐린만큼 강력한 호르몬은 없다. 이 결과 이전에는 5mlU/mL 정도로 유지되던 혈중 인슐린이 인슐린 저항성이 생겨 버린 후에는 10, 15, 20mlU/mL 혹은 그 이상으로 증가하게 된다.

혈당이 올라가면 혈관 손상을 비롯한 다양한 이상이 생기게 되고 우리 몸은 스스로 인슐린 분비를 증가시켜 저런 문제를 예방할 수 있다는 뜻인데, 그렇다면 무슨 문제라도 있는 것일까? 인슐린은 분명 정상 혈당을 유지하는 역할을 하는 가장 강력한 호르몬이다. 이와 동시에 대표적인 동화 작용(同化作用) 호르몬, 즉 유기물을 합성하는 호르몬이다. 인체 내에서 인슐린에 의한 동화 작용이 강력하게 발생하는 유기물 중 하나는 지방이다. 우리 몸에서 새로운 지방 세포가 만들어지고, 또 만들어진 지방 세포의 크기가 커지는 데 있어서 인슐린의 역할은 절대적이다. 그러니까 인슐린 저항성이 발생하여 혈당이 효과적으로 조절되지 않을 때, 이를 해결하기 위해서 인슐린이 더 많이 분비되면 혈당은 떨어지겠지만, 인슐린이 더 많이 분비된 만큼 지방의 합성 역시 더 많이 이뤄진다. 즉, 인슐린 저항성이 생기면 비만이 될 가능성도 더 많아진다는 뜻이다.

인슐린이 필요 이상으로 많을 경우, 염증 반응도 촉진된다.

사실 염증이라는 것이 나쁜 것은 아니다. 염증이라는 것은 병원체나 외부 손상 등으로 생체 조직이 손상을 입었을 때, 이를 복구하기 위한 방어적 반응이기 때문이다. 건강하게 살기 위해 꼭 필요한 반응인 것이다. 위급 상황에서 급작스럽게 몸을 피해야 할 때, 필요한 근육으로 혈액을 많이 보내야 하므로 심장은 순간 강하고 빠르게 수축하여 혈류량을 증가시키는데, 이때 혈관 벽에 미세한 손상이 발생한다. 하지만 그때 손상된 혈관에 더 큰 문제가 발생하지 않는 이유가 바로 〈염증〉이라는 반응을 통해, 그 손상된 부위의 자가 복구를 촉진하기 때문이다. 사실 몸 외부, 혹은 내부 곳곳에서는 심하거나 작은 손상이 늘 발생하기에 염증 반응은 우리 몸에서 항시 일어난다. 하지만 이 염증 반응이 필요 이상으로 길어지거나 과하게 일어날 경우, 또 만성적으로 발생한다면 손상되지 않은 정상적인 세포에서 다양한 문제를 유발하게 된다.

따라서 인슐린 저항성으로 인해서 인슐린이 필요 이상으로 분비되면, 혈당은 떨어질 수 있으나 염증 반응을 필요 이상으로 촉진해 멀쩡한 세포를 멀쩡하지 않게 만들 수도 있다. 특히 혈관 기능에서 가장 중요한 역할을 하는 내피세포는 염증 과반응에 의해서 잘 손상되는 대표적인 세포이다. 이렇다 보니, 인슐린 저항성이 생겨서 필요 이상의 인슐린이 분비되고, 또

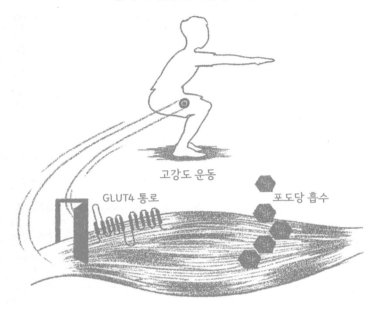

〈근육과 인슐린 저항성의 관계〉

고강도 운동

GLUT4 통로

포도당 흡수

운동을 하게 되면, 작동이 떨어져 있는 당뇨병 환자의 근육에서 인슐린이 포도당(혈당)을 근육으로 유입시켜 주는 통로인 GLUT4를 활성화시켜(포도당이 드나드는 세포의 문을 활짝 열어) 포도당이 근육으로 잘 들어올 수 있도록 유도한다. 따라서 인슐린 저항성을 개선시킨다.

이로 인한 염증 과반응이 혈관에서 자주 발생하면서 인슐린 저항성은 심혈관 질환의 발병을 유발하는 대표적인 기저 원인으로 작용한다. 또한 인슐린은 암세포 증식이나 전이를 촉진하는 역할도 한다. 사실 인슐린은 암세포뿐만 아니라 정상 세포의 증식에도 중요한 역할을 하지만, 암세포는 정상 세포와 다르게 인슐린에 대해 훨씬 더 민감하게 반응한다.

인슐린 저항성이 기저 원인으로 작용하는 가장 대표적인 당뇨병 환자들은 각종 암 발생 위험도가 정상인보다 훨씬 높다. 특히 간암과 자궁내막암의 상대 위험도는 최대 2.51배로 2.22배씩 높다고 보고된 바 있다. 이 밖에도 인슐린 저항성과 관련된 질병은 너무나 많다. 사실 우리의 선택권이 없는 일부 유전성 질환을 제외하고는, 생활 습관과 노화로 말미암아 발병하는 질환 대부분이 인슐린 저항성과 크고 작게 관련되어 있다. 이처럼 인슐린은 혈당 조절에 꼭 필요한 호르몬이지만 과하면 비만, 염증 과반응, 심혈관 질환, 암 등등 우리 몸이 건강하게 유지되기 위해서 피해야 할 것들도 발생하는 〈양날의 검〉 같은 존재이다. 그러니 췌장의 베타 세포가 꼭 필요한 최소한의 양만 분비하도록 해야 한다.

힘들게 운동해야 미토콘드리온 부자가 된다

근육 내 미토콘드리온의 양과 기능이 떨어져 있을 때는 운동 중 (근육) 세포에 필요한 에너지를 생산하거나 공급하는 데 차질이 생기고, 그나마 능력껏 공급할 수 있는 에너지를 만들기 위해서는 지방이 아닌 탄수화물 대사에 의존하게 된다고 말했다. 인체가 탄수화물을 많이 연소할 때 발생하는 문제는 이산화탄소가 많이 생성된다는 것인데, 이를 배출하기 위해서 과도하게 호흡해야 하고, 따라서 운동 능력이 제한되게 된다. 그리고 근육 내 미토콘드리온의 양과 기능 저하는 당뇨병과 심혈관 질환의 기저 원인이자 비만에서부터 암까지 다양한 질환과 관련 있는 인슐린 저항성을 증가시킬 수 있다.

위의 길고 복잡한 내용들을 종합해 보면, 근육 내 미토콘드리온이 많고 기능이 좋은 사람이라면 체력이 좋으며 당뇨병과 심혈관 질환은 물론 여러 가지 질환에 걸릴 가능성이 작으니 건강하고 오래 살 수 있는 확률이 더 높다. 미토콘드리온의 역할로 인해 체력 좋고 건강한 사람이 만들어지므로, 체력 좋은 사람이 보편적으로 건강하게 오래 산다는 수많은 관찰 연구와 〈살보다는 체력〉이라는 주장을 이해하길 바란다. 그렇다면 근육의 미토콘드리온의 양을 늘리고 기능을 증진하려면 어떻게 해야 할 것인가? 미토콘드리온의 양적, 기능적 증진이 체력과 건강을 보장한다면 무엇이든 할 수 있을 텐데 말이다.

강연이나 강의하다 보면 〈뭘 먹으면 살이 잘 빠질까요?〉, 〈뭘 먹으면 건강해질까요?〉 같은 질문을 받는다. 왜 다들 〈뭘 먹어야 하는지〉가 그렇게 궁금할까 하고 곰곰이 생각해 보니, 필수성과 편리성 때문이 아닌가 싶다. 목적이 무엇이든 심지어 목적이 체중 감량이라고 해도, 사람은 많거나 조금이거나 무언가를 끊임없이 먹어야 한다. 이왕이면 도움이 될 만한 것을 원하고, 또 요즘 식품과 약품 산업이 비약적으로 발전했으니 굳이 힘들게 요리하지 않아도 내가 원하는 단일 성분만 선택해서 원하는 만큼 섭취할 수 있다. 운동을 열심히 하면 살이 빠지거나 건강해지는 것쯤이야 누구나 알고 있지만, 운동을 꼭 해야 한다는 〈필수성〉은 누구나 공감하는 것이 아니다. 운동하기 위한 준비와 실제 운동하는 과정의 〈편리성〉 역시 누구에게나 있지 않다.

하지만 체력 증진과 건강하고 장수하는 삶을 일부 책임지고 있는 근육 내 미토콘드리온의 양을 늘리고, 이들로 에너지를 잘 만들 수 있게 하려면 영양만으로는 부족하다. 한 영양학 논문에서 비타민 B, 비타민 C, 비타민 E의 일종인 알파-토코페롤, 셀레늄, 아연, 코엔자임 Q10, 카페인, 멜라토닌, 카르니틴, 질산염, 리포산, 타우린 등이 미토콘드리아의 기능을 증진할 수 있고, 이들이 부족할 경우 미토콘드리온의 기능이 원활하지 못할 수 있으므로 이런 영양소들을 섭취하면 미토콘드리온의 기능 향상에 도움이 될 수 있다고 한다. 그런데 저런 영양소 섭취가 모든 사람에게 도움이 될 수 있는 것이 아니라, 심각하게 아팠거나 수술 등으로 영양소 섭취가 제대로 이뤄지지 않았던 환자에게 더 도움이 될 수 있다고 밝혔다.

미토콘드리온 증가를 위해서는 영양소보다는 운동이다. 그러므로 운동해야 한다. 그것도 가능한 〈힘들게〉 해야 한다. 사실, 이것보다 더 좋은 방법은 없다. 힘들게 운동하는 것이 거의 유일한 방법이다. 사실 미토콘드리온 기능과 관련된 유전적 문제가 없다면, 미토콘드리온의 기능은 사람마다 크게 차이가 나지 않는다. 그러므로 기능보다는 미토콘드리아의 양이 체력과 건강 수준에 더 유의하게 작용한다.

미토콘드리온의 양은 〈운동 강도〉와 비례하여 증가한다고 알려져 있다. 물론 정비례하는 관계는 아니지만 짧게 하더라도 힘들게 운동하면, 천천히 오래 운동하는 사람보다 근육에 더 많은 미토콘드리온을 가질 수 있다. 단순히 개수만 증가하는 것이 아니라 그들끼리 그물망처럼 서로를 연결하여 네트워크를 형성하여 에너지 생산 효율을 늘리기도 한다. 물론 이경우에도, 시간보다는 강도가 중요하게 작용한다. 그런데 아쉽게도 미토콘드리온은 너무나 변화무쌍한 성질을 가지고 있어, 한번 만들어졌다고 해서 오랫동안 보존되거나 네트워크를 유지하지 않는다. 아프거나 바빠졌거나, 혹은 이유 없이 게을러졌거나 어떤 이유로든 운동을 중단한 지 2~3주만 지나면, 열심히 운동해서 그동안 증가시킨 미토콘드리온의 양은

30퍼센트 이상 소멸한다.

예전에 젊었을 때 운동을 열심히 했으니 다른 사람보다는 건강할 거라는 생각을 이제는 버려야 한다. 중요한 건 〈그때〉가 아니라 〈지금〉이다. 지금 얼마나 열심히 운동하고 있는지가 내 근육 내에 미토콘드리온이 얼마나 많이 있고, 또 얼마나 잘 에너지를 만들어 낼 수 있는지를 결정한다. 반복해서 말하지만, 근육 내 미토콘드리온이 많으면 체력이 좋아지고 인슐린 저항성과 관련된 다양한 질환에 대해 상대적으로 자유로울 수 있다. 그러니 규칙적인 운동, 특히 힘든 운동을 규칙적으로 하고 있다는 것 자체가 내가 얼마나 건강할 수 있는지 예측할 수 있는 지표이다. 이 책에서 계속 반복하는 〈규칙적으로 운동하는 사람이 건강하다, 그러니까 규칙적으로 운동해야 한다〉라는 주장에 조금은 더 설득되었기를 바란다.

운동으로 〈착한 지방〉 만들기

매해 전 세계 몇백만 명의 생명이 운동을 충분히 하지 않아서 생긴 건강 문제로 유명을 달리하고 있다. 이런 문제를 간단하게 완화할 방법은 당연히 사람들로 하여금 규칙적으로 운동하게 하는 것이다. 운동을 규칙적으로 열심히 하는 사람들이 대체로 건강하게 오래 살 수 있는 이유는, 〈만병의 근원〉이라고 알려진 비만을 해결해 주기 때문이 아니라 근육의 미토콘드리온 수와 기능을 증진하기 때문이라고 설명했다. 근육의 미토콘드리온이 많고 기능이 원활하다면, 당뇨병과 심혈관 질환을 포함하는 다양한 질환의 기저 원인으로 작용하는 인슐린 저항성이 생길 가능성이 작기 때문이다. 미토콘드리온을 증가시킬 수 있는 거의 유일한 방법이 운동이긴 하지만, 그렇다고 해서 미토콘드리아 증가가 우리를 건강하게 만드는 절대적 이유는 아니다.

인슐린 저항성 발생은 미토콘드리온의 상태에 따라 영향을 많이 받지만, 이 밖에도 영향을 주는 다른 요소들이 많다. 따라서 미토콘드리온만 증가했다고, 우리 몸 곳곳에서 일어나는 문제점을 예방하거나 개선할 수는 없다. 그렇다면 근육의 미토콘드리온 상태를 개선하는 것 외에 운동이 영향을 미치는 곳은 또 어디일까? 바로 〈지방〉이다. 분명 비만은 우리 건강을 위협하는 그리 중요한 요소가 아니며, 운동하면 살이 빠지지 않는다고 해도 건강해질 수 있다고 읽었을 텐데, 비만의 상징이 〈지방〉 아닌가 하고 생각할 것이다. 그런데 여기에서는 〈지방〉이 우리의 건강 상태에 영향을 미치고 또 운동으로 인해 그 영향력을 강하게 미칠 수 있는 요소라고 말하는 건 분명 어폐라고 생각할지 모른다. 하지만 앞서 강조한 내용은 비만하더라도 규칙적으로 운동하면 비만하지 않은 게으른 사람보다 훨씬 건강하게 살 수 있으니, 〈살〉로 운동 효과의 실효를 판단하지 말자는 것이었다.

우리 몸의 지방은 크게 피부와 근육 사이에 축적된 피하 지방과 복강 안 장기들의 사이사이에 축적된 내장 지방으로 나눌 수 있다. 여기에 더해서, 근육 섬유 사이사이에 침투하여 축적된 근육 내 지방도 있다. 보통 우리가 말하는 지방이라는 것은 보고 만질 수 있는 유형의 물질이다. 우리의 옆구리 등에서 매일 만질 수 있으며, 삼겹살이나 소고기를 먹을 때 볼 수 있듯이 실재한다. 그리고 이런 지방을 기름 덩어리 정도로 치부하지만, 사실 지방은 단순한 기름 덩어리가 아니다. 우리가 흔히 말하는 지방은 수많은 〈지방 세포〉의 무리이다. 앞서 소개했던 인슐린을 분비하는 췌장의 베타 세포나 병원균이 우리 몸에 침투했을 때, 이를 제거하는 역할을 하는 면역 세포들처럼 특정한 생리학적 기능을 가지고 있는 세포이다. 이들의 주요 목적은 〈지질(지방)〉이라는 에너지 기질을 저장하고 있다가 에너지가 필요한 상황에서 이를 분해하고 세포에 제공하기 위함이다.

이를 위해서 지방 세포는 그 내부에 〈중성 지방〉이라는 물질을 축적하는데, 보통 중성 지방이 지방 세포 전체 면적의

85~90퍼센트 정도를 차지하고 있다. 그러면 지방 세포의 나머지 10~15퍼센트는 무엇으로 채워져 있을까? 다른 세포들과 마찬가지로 유전적 정보가 담긴 DNA를 포함하는 세포핵에서부터 세포의 형태를 유지하거나 생리적 목적(중성 지방 저장과 분해 등)을 이루는 데 필요한 다양한 기능성 단백질 등이다. 이런 하나하나의 지방 세포 다수가 모여서 조직을 이룬다. 또 이렇게 지방 세포들끼리 모여 지방 조직을 구성할 때는 조직 안에 혈관이 형성되고 지방 세포 사이사이에는 다양한 면역 세포가 자리 잡고, 또 이들을 모두 아울러 조직 형태를 유지하기 위한 콜라겐 막 등도 필요하다. 이렇게 생성된 지방 조직이 바로 우리가 흔히 말하는 〈지방〉인 것이다.

내장 지방이 더 나쁜 이유

피하 지방과 내장 지방 중 몸에 정말 좋지 않은 것은 복강 안에 들어차 있는 내장 지방이라는 것은 누구나 알고 있다. 그 이유는 지방 세포 안에 포함된 기능성 단백질의 특성과 지방 조직이 만들어질 때 자리 잡은 면역 세포의 차이 때문이다. 지방의 주요 목적은 에너지가 필요한 상황에서 지질을 분해해서 세포로 공급하는 것으로, 중요한 것은 〈에너지가 필요한 상황〉이라는 것이다. 우리가 숨을 쉬고 있는 동안에는 늘 에너지가 필요하고, 이를 만들기 위해서 지방은 늘 끊임없이 연소하기 때문에 지방 세포는 늘 일정량의 지방을 분해해서 다른 세포들에 공급한다. 운동할 때처럼, 휴식을 취할 때보다 더 많은 양의 에너지가 요구되는 상황이거나, 또 금식 기간이 길어졌을 때는 소화를 통해 흡수되는 추가적인 영양소 공급이 없을 테니 이에 대응하기 위해 우리 몸은 이미 저장된 지질을 분해하여 혈액으로 방출시킨다. 그러면 이 지질들은 혈관을 통해 필요한 장기로 전달되어 에너지가 생산될 수 있도록 연소하는 것이다. 이는 너무나 원칙적이고 자연스러운 현상이다.

우리 몸 어디에 지방이 쌓여 있든 이렇게 에너지가 필요한 상황이라면 지질을 분해하여 내보내 주면 된다. 반대로 에너지가 필요하지 않은 상황에서는 잉여분의 기질을 지방 세포 내에 저장하면 된다. 이렇게 상황에 맞게 지방 조직이 행동한다면 그게 어디에 쌓여 있는지는 (외모적 이슈는 여전히 있겠지만) 큰 문제가 되지 않는다. 하지만 우리가 더 좋지 않다고 알고 있는 내장 지방은 이런 원칙에 반하는 행동을 한다.

내장 지방을 구성하고 있는 지방 세포들은 〈에너지가 필요한 상황〉이 아닐 때도 필요 이상의 지질을 분해하여 혈액으로 방출한다. 지방 세포가 현재 에너지가 필요한 상황인지 아닌

지 판단하는 기준은 부신에서 분비되는 아드레날린, 심방에서 분비되는 심방 나트륨 이뇨 펩티드ANP 등과 같이 스트레스 상태나 운동 중에 분비되는 물질에 의해서이다. 이런 물질들의 분비가 증가해야 지방 세포에서 지질 분해가 활발히 일어나는데, 내장 지방을 구성하는 지방 세포에서 이를 담당하는 효소와 단백질들은 이런 물질들이 증가하지 않는다 해도 항상 열심히 일한다. 심지어 편히 쉬고 있을 때도 상황 파악을 하지 못하고 열심히 지질을 혈액으로 방출한다. 이렇게 〈쓸데없이〉 많이 방출된 지질들은 인근에 있는 장기들로 유입되는데, 여기서 문제가 발생한다.

지금 우리의 뱃살이 하는 일

추가적인 에너지 생산이 필요 없는 상황에서 공급받은 이 나머지 지질들은 유입된 장기 내부에서 축적되고, 이렇게 지방 조직이 아닌 다른 장기에 쌓이는 지방을 이소성 지방ectopic fat이라 부른다. 간, 심장, 신장, 췌장과 인근 부속 기관 등에 모두 이소성 지방이 쌓일 수 있으며, 이소성 지방이 쌓인 장기에는 크고 작은 문제가 발생하게 된다. 이렇다 보니, 팔다리는 가늘어도 배가 나온 사람들은 특히 더 건강해 보이지 않는 것 같다. 내장 지방이 더 나쁜 이유는 또 있다. 지방 세포들끼리 모여 지방 조직을 구성할 때, 일부의 면역 세포들이 침투하여 자리 잡는다고 말한 것을 기억하는가? 이 면역 세포들은 다양한 물질을 분비하여 염증 반응을 일으키고, 이 과정을 통해 외부 침입자를 제거하거나 손상된 생체를 회복시킨다. 하지만 이런 과정이 필요 이상으로 과하거나 길게 지속되면 딱히 문제가 없는 세포에서 문제가 발생한다.

면역 반응이 알맞게 일어나지 않고 과하게 일어나면 〈빈대 잡으려고 초가삼간 태운다〉는 속담이 꼭 어울릴 만한 상황이 되어 버린다. 내장 지방은 빈대 잡으려고 초가삼간 태우는 행동을 한다. 정확히는 내장 지방이 만들어질 때 침투하는 면역 세포들 때문이다. 물론 내장 지방으로만 면역 세포들이 침투하는 것은 아니다. 피하 지방으로도 침투하지만, 그 규모가 다르다. 내장 지방에는 피하 지방보다 월등히 많으며, 피하 지방의 면역 세포들보다 더 과한 반응을 일으킨다. 그래서 배 나온 사람의 몸은 그렇지 않은 사람에 비해서 만성적으로 높은 염증 수준에 노출되어 있다. 다시 말하면, 배 나온 사람들의 정상 세포들은 늘 크고 작은 괴롭힘에 시달리고 있어서 피곤하고 그런 만큼 병들 가능성도 높다는 말이다. 지질이 더 필요 없다고 하는데도 쓸데없이 많이 내보내서 애먼 곳에 쌓이게 하고, 문제가 없는데도 자꾸 뭔가 고치려고 염증 반응을 일으켜서 멀쩡한 기능을 방해한다. 이게 지금 당신의 뱃살이 하는 일이다.

불행하게도 내장 지방이 잘 쌓이는 이유는 유전적 이유 때문이기도 하다. 연구마다 조금씩 차이는 있지만 내장 지방 축적도가 유전자의 다형성에 따라 대략 56~85퍼센트 차이 날 수 있다고 보고되는데, 이는 유전자가 피하 지방 축적에 미치는 효과를 크게 웃돈다. 그렇다고 우리는 이 〈나쁜 지방〉이 커지는 현상을 조상 탓으로만 돌릴 수는 없다. 빨리 막아야 하고, 또 충분히 막아 낼 수 있다. 우리에게는 〈운동〉이라는 강력한 방패가 있기 때문이다. 운동하면 에너지 소모가 많아지니까, 또 그만큼 지방도 많이 연소하니까 당연히 뱃살도 줄어들 것으로 생각하고 호기롭게 운동을 시작한 지 몇 주가 흘렀으나 효과는 그저 그럴 것이다. 해본 사람들은 안다. 생각만큼 뱃살이 안 빠진다는 것을! 그러면 또 유전자 때문이라고, 내장 지방 쌓이는 것이 유전자에 따라서 85퍼센트까지 차이가 날 수 있다고 하니, 유전자 탓으로 돌릴 것이다.

지방 1kg을 빼려면 얼마나 노력해야 하는지 잠깐 계산해 보자. 지방 1g은 9Kcal이고 지방 조직 1kg은 약 7,800Kcal이다. 지방 세포는 순수한 지방 덩어리가 아니라 내부에 물과 다양한 소기관을 가지고 있고, 조직으로 만들어질 때도 혈관이나 콜라겐 등 다른 성분도 포함하므로 9,000Kcal를 약간 밑도는 열량을 가지고 있다. 아무튼 7,800Kcal를 연소하려면 운동을 얼마나 해야 하는지 계산해 보도록 하자. 예를 들어 75kg의 몸무게를 가진 건강한 사람이 분당 심장 박동수 180회 (180bpm)를 유지할 수 있는 운동 강도로 40분간 달릴 경우, 약 780Kcal를 소모할 수 있다. 나이와 몸무게에 맞는 권장 식사량을 유지한 채 이 정도의 강도로 10일을 연속으로 운동하면 (산술적으로) 7,800Kcal를 소모하게 된다. 자, 우선 심박수 180bpm을 유지하며 40분을 쉬지 않고 운동할 수 있는 일반인은 매우 드물다. 이 강도로 연속적으로 운동하면 아마 10분을 버티기도 어려울 것이다. 만약 운동 강도를 조금 낮추어 심박수 130bpm 수준을 유지하며 운동한다면, 57분을 쉬지 않고 해야 한다. 우선 운동 경험이 많지 않은 일반인이라면 이 정도 수준으로 운동하는 것도 쉽지 않을뿐더러, 운동했다고 하더라도 연소한 7,800Kcal가 모두 지방을 연소하여 나온 수치는 아니라는 것이다. 계산 편의상 총연소한 칼로리의 50퍼센트가 지방으로부터 유래되었다고 가정하면 3,900Kcal, 이는 우리 몸 전체의 지방(피하 지방+내장 지방+이소성 지방+불특정 위치 지방)에 사용된 총합이다.

그렇다. 운동을 단기간 열심히 한다고 극적으로 배 둘레의 지방이 쉽게 빠지지는 않는다. 먹는 양을 줄이고 배고픔을 참아 가면서 이 악물고 운동하지 않는 이상 가시적으로 살, 특히 뱃살을 뺀다는 것은 솔직히 매우 힘들다. 하지만 뱃살 빼는 일이 힘들고 효과가 잘 나오지 않는다고 해서 포기하면, 건강은 딱 거기에서 멈춘다. 다른 세포들과 달리 지방 세포가 가지고 있는 독특한 특성이 있다. 일반적으로 다른 세포들은 세포의 일생 동안 그 크기가 비교적 일정하게 유지되지만, 지방 세포의 크기는 건강 상태나 생활 습관에 따라 크게 달라진다. 음식 섭취를 줄이거나 운동을 많이 하면 지방 세포의 크기는 줄어들고, 반대로 많이 먹고 게을러지면 커진다. 지방 세포, 특히 내장 지방을 구성하는 세포의 크기는 건강 상태를 결정하는 데 매우 중요하다.

내장 지방 세포는 추가 에너지가 필요 없는 상태라고 해도 지질을 쉴 새 없이 만들어서 내보내어 다른 장기에 이소성 지방을 축적하게 만들고, 내부에 역시 민감하게 반응하는 면역세포를 많이 가지고 있어서 우리 몸을 만성적인 염증 상태로 만든다. 그런데 이런 내장 지방의 폐해는 크기가 커질수록 더 심해진다. 같은 세포라고 해도, 크기가 큰 지방 세포는 더 많은 지질을 아무 때나 방출하고, 또 더 민감하게 염증 반응을 일으킨다. 그러니 몸무게나 신체가 비슷해도 내장 지방의 세포 크기가 더 큰 사람이 덜 건강하다.

문제는 열심히 해도 뱃살 줄이는 데 가시적인 효과가 없어 보이는 운동을 과연 계속해야 하느냐는 것이다. 음식 섭취가 많으면 에너지를 쓰고 남은 잉여분은 지방 세포에 저장되기 때문에, 커지는 것은 당연하다. 그런데 어떤 사람들은 뭘 별로 먹지도 않는데도 뱃살이 늘기만 한다고 하고, 심지어는 물만 먹어도 살찐다고 하는 사람들도 많다. 이렇게 호소하는 사람들은 그들의 옆구리에 찾아온 이 불청객들을 〈나잇살〉이라고 부르며, 나이가 들면서 생기는 어쩔 수 없는 존재로 치부하는 경우가 많다. 실제로 나이가 들면서 먹는 양에 비해 살, 특히 뱃살이 많이 찌고, 식이 요법이나 운동을 해도 예전만큼 살이 안 빠지는 경우가 많다. 그런데 이를 나이가 들면서 생기는 〈필연적〉으로 발생하는 현상으로 생각해서는 절대 안 된다. 나잇살은 나이가 아닌 나의 건강 상태를 보여 주는 〈대변자〉이기 때문이다.

인슐린 저항성이 생기면 나쁜 지방이 된다

췌장에서 분비된 인슐린은 혈액 속의 포도당(혈당)이 세포 내부로 잘 들어갈 수 있도록 작용해야 하는데, 이 기능이 제대로 일어나지 않아서 혈당은 잘 떨어지지 않고, 이를 해결하기 위해서 췌장은 오히려 더 많은 인슐린을 분비하는 현상이 인슐린 저항성이다. 그런데 이렇게 필요 이상의 인슐린이 분비되는 인슐린 저항성 상태에서는 지방에서 동화 작용이 활발하게 일어나고, 그 결과 지방 세포는 비대해진다. 이에 더해서, 인슐린이 많은 상태에서는 에피네프린이나 ANP와 같이 지질 분해를 촉진하는 물질에 대한 반응도 무뎌진다. 특별히 많이 먹지 않아도 인슐린이 동화 작용을 일으켜 지방 세포가 커지고, 운동해서 지방을 태우고 싶어도 인슐린이 이를 방해한다. 그렇다 보니, 인슐린 저항성이 있으면 살이 잘 빠질 수가 없다. 이렇게 지방 세포가 커지게 되면, 지방 세포, 특히 내장 지방 내의 세포들은 더욱 〈악질〉이 되어 버린다. 자고 있을 때나 쉬고 있을 때 에너지가 필요 없을 때 지질을 더 많이 내보내서 다른 장기에 축적해 그들의 기능을 방해하고, 특별히 문제가 없는데도 자꾸 염증 반응을 일으켜서 세포들을 괴롭힌다.

이 얼마나 〈나쁜 지방〉인가? 물론 나잇살이기 때문에 어쩔 수 없다는 주장에도 일리는 있다. 인간의 몸은 나이가 들수록 모든 기능이 약해지는 것이 섭리이다 보니 나이 때문에 인슐린 저항성이 생길 수도 있다. 실제로 나이가 많을수록 인슐린 저항성은 심해진다. 그런데 세월과 유전자에 내 건강의 결정권을 넘겨주고 아무것도 하지 않는다면, 그건 참 미련한 짓이다. 세월과 유전자의 악행을 막아 낼 수 있는 〈운동〉이라는 간단하고 훌륭한 방패가 있기 때문이다. 규칙적으로 열심히 운동해서 인슐린 저항성이 생기는 것을 막거나 최대한 지연시키면, 〈나쁜 지방〉과의 동거 기간을 줄일 수 있다. 많은 임상연구가 이를 증명했다. 운동을 열심히 하는 사람들은 비슷한 나이에 비해 인슐린 저항성이 낮고, 이들의 내장 지방 세포는 크기가 작으며, 에너지가 필요 없을 때 지질 분해는 알맞게 하지만 에너지가 많이 필요한 운동 중에는 더 잘 일어나며, 염증 반응도 덜 일어난다. 이에 따라서, 이소성 지방이 발생할 확률이 낮고, 염증 물질 분비가 적으니 정상 세포가 덜 피곤할 테고 남(다른 장기와 세포)에게 피해를 주는 성질을 버리게 된다.

이처럼 운동은 단지 〈나쁜 지방〉을 늦게 만나도록 시기만 조절하는 것이 아니라, 이들을 〈덜 나쁜 지방〉으로 만드는 가장 안전하고 값싼 방법이라 할 수 있다. 이런 호사를 누리기 위해 지급해야 하는 것은 운동하겠다는 〈의지〉이며, 특별한 부작용도 없다. 이에 더해, 규칙적인 운동은 지방을 심지어 〈착한 지방〉으로 만들 수도 있다. 지방이 착할 수도 있을까? 그렇다. 지방은 착할 수 있다. 〈착하다〉는 뜻은 여러 방면으로 해석될 수 있지만, 다른 이들과 더불어 살면서 남들에게 주는 피해는 최소화하고, 또 남들에게 이로운 일을 행한다면 매우 착하다고 말할 수 있을 것이다.

우리가 살아갈 수 있는 이유는 약 37.2조 개의 세포가 모여서 다양한 조직을 구성하거나, 각각의 세포가 신체라는 틀 안에서 끊임없이 교류하며 특정한 생리적 기능을 유지하기 때문이다. 구성원들 사이의 교류는 특정한 생리적 기능을 정상적으로 유지하거나 방해하거나 또 증진할 수도 있다. 에너지가 필요한 세포에 지질이라는 에너지 기질을 전달하는 목적을 가지고 있는 지방 세포는 〈더 많은 에너지가 필요하다〉라는 신호를 부신이나 심장 등으로부터 에피네프린이나 ANP와 같은 물질을 통해 전달받은 후 이에 맞는 행동, 즉 지질 분해를 증가함으로써 다른 세포의 에너지 밸런스를 유지해 준다.

그런데 어떤 원인으로 인해 비대해진 지방 세포는 원활한 소통 능력에 장애가 생긴 것처럼, 필요 이상의 지질 분해와 과도한 면역 반응을 통해 생성된 염증성 물질들을 방출하여 다른 세포들과 조직의 생리적 기능을 방해한다. 마치 인체라는 사회에서 남(다른 세포나 장기)에게 피해를 일삼는 범죄자들처럼 나쁜 구성원이 되어 버린다. 그러나 다행히 〈운동〉이라는 교관이 이 나쁜 구성원을 원래 상태로 교화할 수 있기에, 오래 걸린다 해도 이 교관을 믿고 따르다 보면, 〈나쁜 구성원〉

이라는 오명을 벗을 수도 있다. 자신의 임무를 충실히 수행하고, 다른 이들에게 피해를 주지 않는 구성원이 많으면 건강한 사회가 되겠지만, 이런 기본적인 것은 물론 남을 위해 선행을 베푸는 〈착한 구성원〉이 많다면 사회는 분명 더 건강해질 것이다. 운동은 지방이 다른 장기들에 피해를 주지 않음은 물론 선행까지 베풀 수 있는 착한 구성원이 될 수 있도록 인도하는 훌륭한 교육자이다.

아디포카인의 영향력

그러면 어떻게 운동이 인체라는 사회에서 지방을 착한 구성원으로 양성할 수 있을까? 바로 〈올바른 아디포카인 생산 매뉴얼〉 시행을 통해서이다. 아디포카인adipokine이란 지방을 뜻하는 adipose의 adipo와 〈움직인다〉는 뜻을 가진 라틴 접두사 kine의 합성어로써 지방에서 나와 움직이는 무엇, 지방에서 분비되는 단백질, 지방에서 분비되는 호르몬이란 뜻이 있다. 한국어로는 〈지방 유래 호르몬〉 정도로 표현할 수 있겠지만, 편의상 아디포카인으로 지칭하겠다. 그렇다. 지방은 에너지를 지질 형태로 저장하고 방출하는 보급소일 뿐만 아니라, 호르몬을 분비하는 내분비 기관임이 1994년에 밝혀졌다. 그들이 분비하는 아디포카인을 통해 인체라는 사회에서 다른 장기들과 끊임없이 소통하고 있으며, 때로는 좋은 영향력을, 때로는 나쁜 영향력을 행사하여 우리의 건강 상태를 조절한다.

지방이 내분비 기능을 지녔다고 밝혀진 이후 약 30년간, 지방이 분비하는 물질을 규명하는 연구들이 활발하게 이뤄졌는데, 지방 조직 단위에서 보면 최소 600종이 넘는 〈귀중한 매장물〉이 묻혀 있다고 한다. 이 600종에는, 지방 조직에서 분비되는 순수한 지방 세포는 물론 지방 조직 내 포함된 다양한 면역 세포들이 분비하는 모든 물질이 포함되어 있지만, 순수하게 지방 세포가 분비하는 물질도 많으므로 지방 세포를 내분비 세포로, 또 지방을 내분비 기관으로 여기는 것은 전혀 무리가 아니다. 이렇게 지방에서 분비된 아디포카인들은 지방 자신들은 물론 우리 몸 전체로 흘러가 모든 장기와 소통하며 크고 작은 영향력을 행사한다. 아디포카인이 귀중한 매장물이라고 해서 모두가 좋은 역할을 하는 것은 아니다. 일부는 건강 유지와 증진에 꼭 필요하지만, 또 일부는 많으면 해가 되는 것들이다.

지금까지 연구된, 순수한 지방 세포에서 분비되는 아디포카인 중 가장 유명한 2개를 꼽자면 렙틴과 아디포넥틴을 들 수 있다. 렙틴은 가장 처음으로 규명된 아디포카인이며, 아디포카인이라는 개념 역시 렙틴의 발견으로 말미암아 정립되었다. 렙틴은 뇌의 시상 하부에서 식욕을 억제하고 기초 대사량을 증가하는 기능을 가지고 있음이 밝혀졌다. 실제로 렙틴이 선천적으로 모자란 생쥐나 인간은 매우 비만하면서 인슐린 저항성을 가지고 있었고, 이들에게 렙틴을 주입할 때 이 문제를 해결할 수 있었다. 따라서 렙틴이 비만 해결에 매우 효과적일 수 있을 것이라는 〈희대의 희망〉을 선사한 바 있다. 그런 기대와는 달리, 렙틴이 많다고 해서 그러한 항(抗)비만 효과가 배가되지 않으며, 필요 이상으로 많으면 본연의 효율이 낮아질 수 있다고 밝혀졌다. 오히려 많을 때 인슐린 저항성을 유발하여 수많은 질병의 원인으로 작용할 수 있다는 연구 결과가 쏟아져 렙틴이 비만과 관련된 문제를 해결해 줄 거라는 기대는 이내 사그라지고, 이제는 없어서도 안 되지만 있더라도 딱 그만큼만 유지해야 하는 소위 늘 관리가 필요한 〈애물단지〉가 되어 버린 듯하다.

렙틴이 아디포카인, 즉, 지방 세포에서 분비되는 호르몬인 만큼 지방을 줄이면 렙틴 분비를 줄일 수 있다. 실제로 비만도가 높을수록, 지방 축적도가 높을수록 혈중 렙틴 수준이 높으며, 이렇게 혈중 레벨이 높은 사람들은 인슐린 저항성도 높고 당뇨병과 심혈관 질환 발병도 높다. 반면에 운동이나 식이 요법을 하거나, 둘 다 하거나, 혹은 지방 흡입이나 지방 절개 등과 같은 비만 수술을 하거나, 상관없이 다양한 방법으로 내 몸속의 지방을 걷어 내면 렙틴은 감소한다. 그런데 운동이나 식이 요법으로 지방을 걷어 내는 것은 말처럼 쉽지 않다. 그렇다고 비만 수술을 하고 싶지도 않다. 운동의 건강 증진 효과는 살이 빠지지 않는다고 해도 여전히 유효하다고 했던 것을 기억한다면, 여기에 적용해 보자. 대상자들에게 일정 기간 규칙적으로 운동을 시키고 난 후 렙틴의 변화를 측정한 수십 개의 연구를 메타 분석해 본 결과, 지방이 줄어들지 않았는데도 운동했던 대상자들의 렙틴은 남녀노소 모두 감소했다.

물론 운동도 열심히 하고 이에 관한 결과로 지방도 많이 감소했던 사람들의 렙틴 감소 폭이 더 컸던 것은 사실이지만, 지방 면적이나 체중이 줄지 않았다고 해도 렙틴은 충분히 많이 줄어들었다. 그러니 열심히 운동했던 대상자들은 많은 질환의 직간접적 기저 원인인 인슐린 저항성을 낮추기 위한 여러 가지 지침 중 운동을 통해 적어도 하나는 수행한 셈이다. 다시 한번 강조하고 싶다. 지방을 줄이면 과유불급의 아디포카인인 렙틴을 줄일 수 있지만, 지방을 없애기 위해 선택한 방법이 운동이었다면, 본 목적인 지방 감소를 충분히 이루지 못했다고 해도 애물단지인 렙틴을 줄일 수 있다. 식이 조절이나 비만 수술은 배고픔의 고통을 참아 가며, 또 수술의 공포와 후유증, 그리고 금전적 지출을 감내하며 지방 감소를 해야만 할 수 있는 일을, 운동은 그냥 했더니 줄일 수 있다는 말이다. 비만하면 렙틴이 많고, 또 렙틴이 많으면 건강상 문제가 발생할 수 있다는 말에 〈비만이 건강의 적〉임을 증명하는 예라고 생각할 수 있지만, 규칙적으로 운동하면 비만 여부와 상관없이 렙틴을 줄일 수 있으니, 결국 만병의 근원은 운동하지 않는 저질 체력의 소유자인 누군가이다.

착한 아디포카인, 아디포넥틴

아디포넥틴 역시 렙틴처럼 지방 세포에서 분비되는 순수한 아디포카인 중 하나이지만, 렙틴과는 다르게 생리학적 기능은 우리 몸에서 지방을 〈착한 구성원〉으로 만들기 충분하다. 혈관 기능 증진 및 보호, 인슐린 저항성 개선, 과도한 염증 및 산화 스트레스 억제, 지방 합성 억제, 근육에서 미토콘드리온 생성 촉진, 나쁜 콜레스테롤LDL-C 감소 및 좋은 콜레스테롤HDL-C 증가, 암세포 증식 및 전이 억제 등등 우리가 생각할 수 있는 건강 지표 대부분과 그 기저 원인에 긍정적으로 작용한다. 그런데 아디포넥틴의 혈중 수준은 렙틴과 같은 아디포카인 대부분과는 다르게, 비만도와 반비례 관계에 있다. 다시 말하면, 지방량이 많은 비만인의 지방 세포는 아디포넥틴을 덜 만들고, 상대적으로 지방량이 적은 사람들의 지방 세포는 아디포넥틴을 더 만든다. 이렇게 보면 또 비만이 문제인 듯싶다. 저렇게나 좋은 효과가 있는 물질이 비만하면 잘 만들어지지 않는다고 하니 말이다. 하지만 보편적인 관찰 결과가 그럴 뿐, 규칙적인 운동이라는 변수가 등장하면 이야기가 달라진다. 렙틴의 경우와는 반대로 운동을 열심히 하는 사람은 혈중 렙틴 수준이 운동하지 않는 사람들에 비해 더 높았으며, 일정 기간 운동을 시키고 난 후 아디포넥틴의 변화를 측정한 연구들에 대한 메타 분석에서도 규칙적인 운동은 아디포넥틴을 증가시킨다고 보고하고 있다.

이렇듯 아디포넥틴은 렙틴과 반대 성향을 보이고 있지만 공통적인 점은 바로 규칙적인 운동을 하면 지방이 감소하지 않아도 이러한 변화가 관찰된다는 점이다. 이들의 또 하나 공통점은 운동의 빈도, 시간, 그리고 강도가 증가하면 증가할수록 변화의 폭이 크다는 것이다. 변화의 방향은 반대이지만 변화의 결과는 〈긍정〉으로 같다. 여기에선 가장 유명한 두 아디포카인인 렙틴과 아디포카인을 예로 들어 설명했지만, 사실이 밖에도 다른 많은 종류의 아디포카인의 생리적 효과와 비만과의 연관성, 그리고 운동에 따른 변화 패턴 등이 연구되고 보고된다. 그 종류가 워낙 방대하여 여기서 정리할 수는 없지만, 적어도 지금까지의 보고를 보면 대체로 이로운 생리학적 기능을 가진 아디포카인들은 비만할수록 적게 분비되고, 이롭지 않은 아디포카인들은 많이 분비된다. 그런데 비만에 의한 아디포카인의 분비 조절 이상은 규칙적인 운동으로 상당히 해결할 수 있다. 비만으로 인해 분비가 억제되던 친(親)건강 아디포카인의 분비를 증가시킬 수 있고, 그 반대로 비만으로 인해 분비가 넘쳐나던 반(叛)건강 아디포카인의 분비는 억제할 수 있다. 이러한 규정이 렙틴과 아디포넥틴에만 적용되는 것이 아니라 지금까지 밝혀진 수많은 아디포카인에 보편적으로 적용된다.

자, 지방은 우리가 생각했던 것만큼 나쁘기만 한 것이 아니라 상황에 따라 다른 세포와 조직(장기)에 선행을 베풀 수 있는 〈착한 구성원〉이 될 수도 있지 않은가? 그리고 지방이 이런 착한 구성원이 될 수 있도록 인도하는 참된 교육자는 규칙적인 운동이다. 그러니 비만하면 나쁜 아디포카인이 많이 분비되고, 착한 아디포카인은 적게 분비된다. 이것을 〈비만이 건강의 적〉임을 증명하는 예라고 생각할 수 있지만, 규칙적으로 운동하면 비만 여부와 상관없이 이들을 좋은 방향으로 변화시킬 수 있으니 결국 만병의 근원은 비만이 아니라 운동하지 않는 저질 체력의 소유자 본인이다.

건강의 상징은 〈근육〉이다?

페르시아와 스파르타 간의 테르모필레의 전투를 다룬 영화 「300」에 등장하는 스파르타 병사들, 「터미네이터」의 주인공 아널드 슈워제네거의 젊은 시절, 또 한국 영화나 사극에 종종 등장하는 마당쇠, 미켈란젤로의 다비드 대리석 거상을 떠올려 보자. 이들의 공통점은 바로 남성성의 상징인 근육질의 몸매를 가지고 있다는 것이다. 이들의 몸은, 남자들이 부러움을 느끼게 함과 동시에 본인도 저렇게 되고 싶다는 욕망과 의지를 불타오르게 하고, 여자들에게는 (물론 개인의 취향에 따라 다르겠지만) 대체로 부(部)와 더불어 이성에 대한 끌림 포인트, 즉 다윈이 주장하는 성 선택 이론의 핵심 요소로 작용한다. 진화론자들에 따르면, 이는 단순한 〈자기만족〉과 〈눈 호강〉의 차원을 넘어서, 〈근육질〉이라는 대표적인 남성성은 〈자손의 안녕〉과 〈성공적 번식〉을 보장한다는 유전적 단서라는 인식이 인류의 탄생기부터 지금까지 이어져 왔다고 한다. 이런 인식이 지금까지도 이어지는 이유는 근육이 많다는 것은 곧 내 가족의 안전과 보존을 위해 필요한 〈건강과 체력〉을 대변한다는 믿음 때문이라고 말한다.

여성은, 이상적인 몸의 표본이 지속하여 바뀌었다. 구석기 시대부터 르네상스 시대까지는 지금과는 사뭇 다르게 지방이 많고 풍만한 몸이 이상적인 몸으로 여겨지다, 19세기 빅토리아 시대를 거치면서 적어도 1990년대까지는 가늘고 호리호리한 형이 대세였다. 하지만 이제는 아니다. 각종 매체나 SNS에서 볼 수 있듯이, 탄탄한 근육을 가진 여성이 〈몸매 좋다〉는 의미의 〈좋아요〉를 더 많이 받고, 살을 빼기 위해서 무작정 달리기만 하던 그들이 덤벨을 번쩍번쩍 들어 올리는 모습을 쉽게 볼 수 있다. 이제는 남녀 할 것 없이 〈근육 소지〉에 대한 열망이 늘어가는 것 같다. 참으로 반가운 현상이 아닐 수 없다. 비록 이런 현상이 외모 지상주위와의 타협에 의한 결과라고 하더라도 말이다. 운동하지 않고 근육을 키우는 일은 불가능하다. 노인들은 해마다 근육이 손실되는데, 식이 조절을 통해 이 손실을 어느 정도 둔화시킬 수는 있지만, 운동 없이 그대로 유지할 수는 없다. 따라서 성인에게서 근육량이 보존되었거나 증가했다는 것은 운동 효과라고 할 수 있다. 근육을 키우려는 시도가 어떤 목적을 달성하려는 바람에서, 마른 체형이 아닌 근육 많은 체형이 남녀 모두의 시대의 이상적 몸으로 여겨진다는 것은 조금 더 많은 사람이 운동하려는 분위기가 만들어지는 것이니 어찌 안 반가울 수가 있겠는가!

자, 그런데 인류의 역사만큼 오래된 믿음인 〈근육이 많으면 건강하다〉는 것이 사실일까? 이는 과학적인 방법으로 검증된 객관적 사실에 기반한 믿음일까? 당뇨, 비만, 심혈관 질환과 같은 만성 대사 질환(성인병), 그리고 또 운동의 건강 증진 효과를 오랫동안 연구하고 있는 나 역시 그에 대한 맹목적인 믿음을 가지고 있었다. 본격적인 학문의 길로 들어선 후 최소 15년, 비슷한 연구 주제에 대해 큰 관심을 가졌던 대학 학부 시절까지 포함한다면, 전공자임을 자처한 지 20년 정도가 지날 때까지만 해도 나는 단 한 번도 의심하지 않고 믿고 있었다. 몇 해 전, 〈근육이 당뇨병에 미치는 영향〉이라는 주제로 학부 강의를 준비하던 중, 근육이 많은 사람이 당뇨병에 잘 걸리지 않는다는 것을 한눈에 이해할 수 있게 표현된 연구 자료를 강의에 추가할 필요성을 느꼈다. 당시 강의 자료에는 발음하기도 어려운 근육의 여러 가지 생리학적 기능 지표들과 혈당 조절 능력 간의 상관성을 보여 주는, 지극히 교수 친화적인 그림들로 가득 차 있었기 때문이다. 이전 학기, 그 이전 학기, 또 그 이전에도 같은 주제로 강의했고, 그때마다 그런 어려운 자료들을 학생들에게 설명하기에 앞서 근육이 많으면 당뇨병뿐만 아니라 다양한 대사 질환에 잘 걸리지 않는데 그 이유에 대해서 한번 알아보자는 말로 강의를 시작했다. 그런데 정작

〈근육량과 당뇨병 발병률의 상관성〉을 보여 주는 가장 기초적인 그림이 없음을 인지하고, (너무 당연하다고 생각해서 이전에는 찾을 생각을 하지 않았기에) 관련 자료를 찾다가 경악을 금치 못하는 경험을 한 적이 있었다.

핀란드 성인 704명을 대상으로 조사 시점의 근육량이 향후 당뇨병 발병에 미치는 효과를 조사하기 위해 약 15년간 추적 조사한 연구에서, 근육이 많은 사람들의 당뇨병 발병이 더 높다는 결과를 보게 되었다. 사실 임상 연구라는 것은 연구가 수행되는 시기와 지역적 특성, 대상자들의 특성 등에 따라 결과가 다를 수 있다. 따라서 우리는 한두 개의 연구 결과로 인류 전체를 일반화할 수는 없기에 조사에 열을 올렸다. 미국 볼티모어 지역의 노인 1,865명을 대상으로 7년여를 추적해 본 결과, 역시나 근육량이 높은 노인들에게서 당뇨병 발병률이 더 높다는 결과가 도출되었다. 덴마크인 54,295명을 대상으로 분석한 연구에서도 같은 결과였다. 그때 갑자기 그런 생각이 들었다. 당뇨병에서만 이런 결과가 나오는 것 아닐까? 부랴부랴 근육량과 심혈관 질환 발병 간의 상관성을 조사한 연구를 검색해 봤다. 캐나다 중년 10,251명을 약 9년간 추적 조사한 결과, 근육량은 심혈관 질환 발병에 긍정적인 효과가 없음. 영국 중년 356,590명에 대한 단면 조사 결과, 근육량이 많을수록 심혈관 질환 발병 증가, 이에 더해 근육량이 가장 높은 그룹에서 사망 위험률 최고치…….

사실 이 정도 표본의 연구 결과물이라면, 우리의, 아니 인류의 믿음에 의문을 제기하기 충분한 수준이다. 이 일을 어떻게 해야 하나 눈앞이 캄캄했다. 과학적 근거 자료도 없이 〈근육이 많으면 당뇨병뿐만 아니라 다양한 대사 질환에 잘 걸리지 않는다〉 하는, 소위 나의 뇌피셜을 학생들에게 주입한 꼴이 되었으니 말이다. 물론 〈근육이 많으면 건강하다〉는 개인적인 뇌피셜이라 하기보다는, 지금 이 글을 읽는 독자를 포함해서 인류가 보편적으로 믿고 있었으니, 도그마에 가까운 〈지구피셜〉인 셈이다. 나는 물론, 근육 많은 남자에 끌릴 수밖에 없는 여성의 심리를 다윈의 성 선택 이론까지 꺼내어 설명한 진화론자들은 또 얼마나 얼굴이 화끈거려야 할 일인가? 긴 시대를 거쳐 내림 되던 믿음이 만든 지구피셜과 위의 논문들이 모두 최근 3년 이내에 발표되어 아직 결과를 접하기 어려웠던 점 등을 고려하면, 잘못 알고 있었다는 것이 그렇게 큰 잘못은 아니지 않은가? 이런 핑계를 대며 나의 잘못을 조금은 덜어 내고 싶었지만, 전문가를 자청한 마당에 핑계는 대지 않기로 했다.

그런데 정말 이해되지 않았던 것이 있었다. 근육량이 만성 질환에 효과가 없는 것을 넘어서, 많으면 오히려 발병률이 높거나 사망 위험률이 높아진다는 점이었다. 다행히도 대상자들의 근육량과 지방량의 비율(근육량/지방량)을 산출한 후 다시 상관성을 조사해 보니, 근육량이 많을수록 질환 발병이 높다는 결과가 상쇄되었다. 우리가 일반적으로 어떤 사람의 체형을 근육이 많은 몸이라고 평가할 때, 그 사람의 지방량은 당연히 적을 것이라고 가정하기 마련이다. 또 비만한 사람들을 보면, 지방이 많고 근육은 별로 없으리라 생각한다. 하지만 별도의 운동 프로그램을 수행하지 않았다고 가정하면, 대체로 체중이 많이 나가는 사람의 근육량과 지방량은 모두 높다. 비만한 몸을 봤을 때, 지방이 많으면 가시적 효과로 근육은 없어 보이겠지만, 사실 비만인들의 절대적인 근육량은 정상 체중인보다 더 높다. 상대적으로 무거운 몸을 지탱하고 움직이기 위해서는 더 많은 양의 근육이 필요하므로, 비만인은 그들의 몸이 스스로 근육량을 증가시키기 위한 메커니즘이 발동된다.

따라서 근육의 절대량이 높을수록 질병 발병률과 사망 위험률이 높거나 혹은 관련 없다고 도출된 결과는, 정말 근육량이 건강에 미치는 효과가 없거나 혹은 악영향을 끼치기 때문이 아니라 정상인보다 더 많은 근육을 보유하고 있는 비만인의 특성이 반영된 결과일 수도 있다. 즉, 근육이 많다는 것은 건강에는 매우 이롭지만, 지방도 많으므로 근육의 긍정적 효과가 지방으로 상쇄된 결과일 수도 있다는 뜻이다. 그러므로 근육량/지방량의 비율을 산출한 후, 이 비율과 질병 발병률과의 상관성을 분석하면, 지방의 부정적인 효과를 제어한 채 근육의 건강 효과를 알아볼 수 있다. 분석 결과, 근육량/지방량의 비율이 높을수록(상대적으로 근육이 많은 사람, 그러니까 우리가 가지고 있는 전형적인 이미지에 부합하는 근육질 몸을 가진 사람일수록) 질환 발병률은 낮았다. 근육은 〈건강 도우미〉 역할을 하는 것이 맞았고 〈근육질 인간〉들은 상대적으로 건강했다.

이런 결과는 최근 다른 대규모 연구에서도 증명되었다. 이 비율이 높을 경우, 영국 중년 남녀 464,817명에 대한 11년간 추적 조사, 그리고 대만 성인 66,829명에 대한 단면 조사에서 각각 당뇨와 심혈관 질환의 발병률이 낮았다고 보고했다. 또 미국 중년 55,818명에 대한 10년 추적 조사에서는 이 비율이 높으면 당뇨와 심혈관 질환 발병률이 모두 낮다고 밝혔다. 개인적으로는 몇 년간 학생들에게 잘못된 정보를 제공한 것이 아니라는 죄책감을 느끼지 않아도 됐다는 사실이 한편으로는 다행이었지만, 20년 넘게 다른 장기보다 근육을 좋아하고 연구했던 〈근육 신봉자〉로서 약간의 실망감이 든 건 사실이었다. 건강에 절대적 영향력을 행사할 줄 알았던 근육이, 그럴 줄 알았던 근육이 지방에 의해 효과가 상쇄된다니 말이다. 근육이 우리 건강에 중요한 이유를 세포 관점에서 정리하자면 책 몇 권을 써도 될 만큼 많으나, 역시 인체의 건강은 다양한 세포와 장기들의 원활하고 건전한 교류로 결정된다는 것을 되새기게 한다.

사실 모든 세포와 장기 본연의 기능과 역할은 우리 몸에 해(害)가 되도록 작용하지 않는다. 지방도 마찬가지이다. 근육의 좋은 효과가 지방에 의해서 상쇄되었다는 말로 인해 지방을 또 나쁘게만 몰아가지 않아야 한다. 내장 지방은 그 자체가 건강에 이롭지 않은 성질을 가지고 있지만, 앞서 설명했듯이, 지방은 다른 장기에 에너지 기질을 공급하는 에너지 저장소이자 호르몬을 분비하는 내분비 기관이다. 지방은 지질과 호르몬으로 끊임없이 다른 구성원들과 교류하는데 이들의 교류 방법은 때로는 이롭고 때로는 해롭기에 존재 자체를 나쁘게 치부할 수는 없다. 우리가 열심히 운동하면, 지방을 인체라는 사회 내에서 착한 구성원으로 만들 수 있고, 또 그렇지 않으면 나쁜 구성원으로 만들 수 있는 것처럼, 이들의 이해(利害) 여부를 결정하는 건 우리 〈의지〉에 달렸다.

근육이 더 특별한 이유

근육도 비슷한 원리로 인체 내에서 착한 구성원, 혹은 나쁜 구성원이 될 수 있다. 인체에는 크게 세 종류의 근육(골격근, 심근, 내장근)이 있는데, 이 책에서 지금까지 언급되고 앞으로도 언급될 근육은 골격근skeletal muscle을 지칭한다. 골격근은 건(힘줄)을 통해 골격(뼈)에 부착되어 있으며, 최소 650개 이상의 종류가 있는데 인체 무게의 약 40퍼센트를 차지한다. 근육을 하나의 기관으로 생각한다면 우리 인체에서 가장 큰 비율을 차지하고 있다고 할 수 있다. 이 거대한 기관의 일차적인 기능은 골격을 움직여 자세를 제어하거나 움직임을 만들어내는 것이다. 또 호흡, 혈액 순환, 배설, 소화 등과 같은 기초적인 생리 기능을 보조하고 열을 발생시켜 체온을 유지한다. 이러한 모든 기능이 가능한 이유는 탄수화물, 지방, 단백질과 같은 기질을 연소하여 생산한 에너지를 토대로 수축과 이완 활동을 하기 때문이다. 에너지를 기반으로 기능과 생명 유지가 가능하다는 것은 비단 근육에만 해당하는 것이 아니라, 모든 세포와 그 세포들로 구성된 기관에 같게 적용되는 사실이다. 그리고 에너지 생산과 활용을 통해 세포와 기관이 정상적인 기능을 유지해야만 우리가 건강하게 살아갈 수 있다.

그런데 근육이 우리의 건강을 유지하는 데 다른 기관에 비해 조금 더 특별한 이유가 있다. 그건 바로, 근육은 우리의 자발적인 의지에 따라 수축(활성화)시킬 수 있는 수의(隨意) 기관이라는 것이다. 이런 이유로, 우리 의지에 따라서 많이 움직이고 운동하면, 에너지 생산량과 소모량을 증가시킬 수 있다. 그렇다면 이게 근육이 다른 조직보다 더 특별한 이유란 말인가? 앞에서 말한 근육의 비율이 높은 사람은 더 건강하다는 임상 연구 결과들을 뒷받침할 만한 이유일까? 근육이 없으면 기초 대사량이 낮으므로 에너지 소모가 적고, 따라서 살이 많이 찔 수 있는 몸이다. 반대로 근육이 많으면 기초 대사량이 높으므로 에너지 소모가 많고, 따라서 살도 잘 안 찐다. 그래서 운동할 때는 〈근육을 키우기 위한 운동을 해야 비만을 예방하고 건강해질 수 있다, 근육은 다른 기관보다 에너지를 훨씬 더 많이 사용하기 때문에 많으면 신진대사도 잘 일어나고 살도 안 찐다, 나이가 들어 근육이 빠져서 기초 대사량이 뚝 떨어지다 보니 먹는 건 그대로인데 살만 찐다〉라는 말을 많이 들어 봤을 것이다.

기초 대사량의 개념은 유기체가 생명을 유지하기 위해 필요한 에너지의 양, 즉 인체를 구성하는 모든 세포와 기관들이 원활한 생리학적 기능을 유지하는 데에 필요한 에너지양이다. 조금 더 쉽게 설명하면, 어떠한 신체 활동을 하지 않은 채 잠만 잔다고 해도 소모되는 열량이다. 근육이 왠지 내부에서 엄청난 에너지가 사용될 것 같은 느낌을 주는 조직이다 보니, 근육이 많으면 우리가 듣던 대로 기초 대사량도 높을 것 같은 생각이 드는 것은 사실이다. 그런데 실상은 우리가 생각했던 것과는 조금 다르다. 우선 근육은 에너지 대사가 가장 활발하게 일어나는, 그러니까 기초 대사율이 높은 조직이 아니다. 기초 대사율이 가장 높은 조직은 심장과 신장이며, 그 뒤를 뇌와 간이 차지한다. 조직 1kg당 하루에 사용하는 에너지가 심장과 신장은 약 440kcal, 뇌가 220kcal, 간이 200kcal인 것에 비해, 근육은 1kg이 하루 종일 소모하는 에너지가 고작 13kcal이다. 단위당 기초 대사율이 심장과 신장에 비해 38분의 1밖에 되질 않는다. 물론 1kg당 하루에 4.5kcal만 사용하는 지방에 비해서는 월등히 높지만, 그래도 왠지 어마어마하게 많은 에너지를 사용할 것 같았던 근육에 대한 기대치에는 훨씬 못 미칠 것이다. 이 숫자에서 우린 이미 근육이 신진대사가 활발한 기관이라고 생각했던 것은 편견이었음을 알 수 있다.

그런데 조직의 총무게를 한번 생각해 보자. 가장 높은 기초 대사율을 가진 심장과 신장의 평균 무게는 각각 300g, 290g 정도이며, 중간 수준이었던 간과 뇌의 평균 무게는 1.4kg으로 상대적으로 인체 내 차지하고 있는 비율은 낮지만, 근육과 지방 조직은 각각 26kg과 19kg으로 높은 편이다. 이를 토대로 계산해 보면, 하루에 심장 130kcal, 신장 120kcal, 간 290kcal, 뇌 308kcal, 근육 364kcal, 지방 85.5kcal 정도의 에너지를 사용한다는 산술적인 수치를 얻을 수 있다. 보다시피 근육의 기초 대사율은 매우 낮은 편이지만, 인체 내에서 가장 큰 질량을 가지고 있는 덕분에 사용하는 총에너지의 양은 가장 많은 편이다. 수치상으로는 가장 많은 에너지를 사용한다고 볼 수 있지만, 근육의 인체 내 보유분에 비해서는 시시한 수준이다. 에너지 소모량이 근육 보유분의 20분의 1밖에 안 되는 뇌와 비슷한 수준이니 말이다. 전체적으로 보면, 기초 대사량 중 근육이 약 20퍼센트 정도를 책임지는 수준이다 보니, 근육이 많아야 기초 대사량이 높고 따라서 어쩌고저쩌고하기엔 근거가 다소 빈약해 보인다.

근육량과 기초 대사량의 관계

운동을 많이 해서 근육량을 키우면 어쨌든 기초 대사량이 올라가지 않을까? 뇌, 간, 심장, 신장 등과 같은 내부 조직의 무게는 사람에 따라서 어느 정도 차이가 있기는 하지만, 특정한 질환 상태에서 비대나 축소가 일어나지 않는 이상, 성인이 된 이후에는 일생을 거쳐 비교적 비슷하게 유지된다. 하지만 근육과 지방의 양은 식이 요법과 운동에 따라서 크게 달라질 수 있으니, 근력 운동을 열심히 해서 근육을 키우면 기초 대사량도 증가할 수 있을 것이라는 지적은 너무나 과학적이다.

다음의 예를 한번 살펴보도록 하자. 운동을 정말 열심히 한 결과 순수한 근육의 양을 30kg에서 40kg으로 10kg 정도 증량했을 경우, 이 사람은 그의 노력에 따른 결과로 기초 대사량을 (근육 1kg당 하루에 평균 13kcal를 연소하므로) 무려(고작) 130kcal 증가할 수 있었다. 130kcal는 보통 크기의 바나나 1개, 주먹보다 조금 더 큰 사과 1개, 새우깡 3분의 1봉지, 그리고 초코파이 1개가 채 안 되는 정도의 열량이다. 계산의 편의와 극단성을 위해 순수 근육 10kg 증량을 예로 들었지만, 보통 논문에서 8~12주 정도의 근력 운동 프로그램 후 증가한 근육량을 1~3kg 수준으로 보고하는 것을 고려하면, 사실상 근육량을 늘림으로써 기초 대사량, 신진대사를 증가시키고 비만 예방 효과를 〈유의하게〉 발효할 수 있다고 말하기엔 무리가 있다. 즉, 근육을 증가시키면 기초 대사량을 높일 수 있다는 말은 과학적으로 논리가 어긋나진 않지만, 그 실효성을 따져 보면 〈글쎄〉이다.

그러면 운동해서 근육을 단련시키는 것이 큰 의미 없는 시도일까? 우리가 하루 종일 생산하고 사용하는 에너지는 비단 기초 대사량, 즉 잠만 자도 세포와 장기가 본연의 기능과 생명 유지를 위해 필요한 에너지 말고도 음식을 먹고 소화하는 데 사용하는 에너지와 또 신체 활동을 위해 사용하는 에너지가 있다. 여기서 가장 중요한 부분이 바로 신체 활동을 위해 사용하는 에너지이다. 신체 활동을 위해 사용하는 에너지양은 개개인의 노력에 따라 크게 차이가 난다. 체중 감량이 목적이라면 근육을 늘리기 위한 운동을 하기보다는 먹는 양을 줄이고 어떤 형태로든 많이 움직여서 전체적인 에너지 밸런스를 마이너스로 만드는 편이 더 합리적으로 보인다.

하지만 무슨 목적이었든, 관능적인 몸매를 만들거나 운동 능력을 향상하거나, 혹은 기초 대사량을 증가시켜 비만을 방지하거나 근육을 발달시키기 위해서는 운동해야 한다. 그것도 강도 높게, 오랜 기간 꾸준히 해야 한다. 근육을 만들기 위해서는 영양만으로는 절대 불가능하다. 가끔 단백질을 많이 먹으면, 그 단백질이 근육 속으로 유입되어서 근육 일부로 융합된다고 생각하는 사람들이 있는데 천만의 말씀이다. 운동하면 근육 섬유 가장자리에서 위성 세포라는 세포가 증식하게 되는데, 이 세포들이 근육 섬유 내부로 유입되고 융합되면서 근육 두께가 두꺼워지는 형태이지 단백질이 근육으로 들어가서 근육 일부가 되지는 않는다. 그러니 혹시나 근육을 키우고는 싶은데 운동은 하지 않고 고품질에 근육 발달에 효과적이라고 대대적으로 광고하는 비싼 단백질 보충제나 식품을 먹는 중이라면, 그 제품들은 얼마 지나지 않아서 당신의 근육이 아닌 옆구리 살에서 재회할 수 있음을 명심하기를 바란다.

또, 〈난 운동 안 했는데 선천적으로 근육이 많다더라〉, 혹은 〈친구와 똑같은 조건으로 운동했는데, 친구는 몸이 우락부락해졌고 난 똑같아!〉 하며 근육 발달 정도가 유전으로 결정된다고 주장하는 사람들도 많다. 사실이다. 최근 근육량과 관련된 다양한 유전적 연구 결과들을 종합적으로 분석해 본 결과 최소 8개에서 최대 21개의 유전적 다형성이 근육량에 관여한다고 보고되었고, 또 나이가 들면서 근육이 감소하는 근감소증에 작용하는 유전자도 최소 5개 이상이 규명되기도 했다. 하지만 운동을 전혀 하지 않았는데도 이러한 유전적 특성으로 근육이 커지거나 혹은 나이가 들어도 근육이 줄지 않는 것이 아니라, 운동했을 때 발생하는 효과의 차이를 결정할 수 있다고 해석해야 한다. 같은 양의 운동을 했을 때 근육이 발달하는 속도는 다를 수 있고, 또 나이가 들어도 근육이 손실되는 속도는 다를 수 있다는 뜻이다. 꾸준히 운동하면 결국은 근육량을 증가시킬 수 있으며, 오랫동안 보존할 수 있다.

근육은 건강을 진두지휘한다

결국 근육이 발달했거나 나이가 들었음에도 근육이 빠지지 않았다는 뜻은 그만큼 열심히 운동했음을 방증하는 것이다. 앞서 언급한 것처럼, 비만하면 지방만 많아지는 것이 아니라 무거워진 몸을 지탱하고 움직이기 위해 근육도 많아지는데, 이렇게 증가한 근육은 우리의 건강 도우미 역할을 전혀 하지 않는다. 그런데 지방이 상대적으로 적고 근육이 많을 때 근육은 확실한 우리의 건강 도우미가 된다. 또, 좋은 음식을 먹는다고 해서, 혹은 유전적으로 축복받았다고 해서 운동하지 않고 근육이 발달하는 사람은 없다.

운동을 전혀 하지 않았는데, 지방은 안 쌓이고 근육만 만들어지는 사람은 일반인 중에는 없다. 단연코, 없다. 전 세계적인 운동선수에게서 찾아볼 수 있을까? 아니, 이들 중에서도 없다. 간혹 발견되기도 하나 이들은 정말 희귀한 유전적 변이를 가지고 있거나, 혹은 지구에 알게 모르게 존재하는 외계인과 같은 새로운 종이다. 운동을 열심히 하면 지방이 감소하지 않는다고 해도 충분히 건강해질 수 있다고 설명한 바 있다. 하지만 근육은 운동하지 않으면 딱 필요한 만큼만 생길 뿐 필요 이상으로 증가하지 않는다. 운동을 열심히 하면 지방이 가시적으로 줄지는 않는다고 해도 결국엔 줄어들고, 혹시나 전혀 줄어들지 않았다고 해도 건강해진다.

근육은 증가하는 속도의 차이가 있겠지만, 분명 증가한다. 그러니 근육량 대비 지방량이 높은 사람이 건강한 이유는 단순히 뭐가 많고 적어서 문제가 아니라, 운동을 열심히 한 결과라고 해석해야 한다. 아무튼, 근육이 우리의 건강을 유지하는 데 다른 기관에 비해 조금 더 특별한 이유는 존재 자체가 특별하거나, 혹은 신진대사가 활발해서가 아니라 우리의 자발적인 의지에 따라 활성화할 수 있는, 즉 다시 말하면 에너지 생산량과 소모량을 증가시킬 수 있다는 점 때문이다.

대사율이 높은 간과 뇌 등에서 에너지 생산량과 소모량을 늘리거나 줄이라고 강제할 수는 없지만, 거의 유일하게 근육에서는 가능하다. 이런 특성으로 근육은 우리의 건강을 진두지휘할 수 있는 매우 특별한 조직이 된다. 우리의 의지로 근육에 에너지 생산을 증가할 것을 계속 요구하면, 근육은 이 요구에 부응하기 위해 에너지를 조금 더 〈효율적〉으로 생산할 방안을 강구하고 실행한다. 이렇게 에너지 생산을 고(高)효율화하는 과정에서 발생하는 생리학적 변화가 우리를 건강하게 만든다. 가장 대표적인 생리적 변화가 바로 미토콘드리온 증가이다.

앞서 미토콘드리온은 우리 세포에서 필요한 에너지 대부분을 만들어 내는 소기관으로써, 이들이 많으면 당뇨병과 심혈관 질환을 비롯한 다양한 질병의 기저 원인으로 작용할 수 있는 인슐린 저항성을 낮출 수 있다고 말했다. 특별한 경우를 제외하고 운동하는 것이 이렇게나 중요한 미토콘드리온의 양과 기능을 증가시키는 가장 효과적인 이유는 바로 AMP-활성 단백질 인산화 효소AMP-activated protein kinase, AMPK라는 단백질 때문이다. 이 단백질이 활성화되면 미토콘드리온을 증가시키기도 하지만, 그 자체가 직접적으로 혈당을 떨어뜨려 인슐린이 많이 없어도 혈당 조절이 잘되게끔 한다. 그런데 이 AMPK는 비단 근육에만 있는 것이 아니라 웬만한 세포 속에는 다 들어 있다. 지방 세포에도 있고 간세포에도 있고 신경 세포에도 있다. 또 각각의 세포에서 활성화될 때면 대부분 좋은 방향으로 작용하는데, 지방 세포에서는 지방 합성을 낮추고, 간세포에서는 콜레스테롤 합성을 낮추고, 신경 세포에서는 신경 반응을 원활하게 일으킨다. 수십 년간 운동하면 건강해지는 이유를 과학적으로 증명하기 위한 시도 대부분이 이 AMPK를 중심으로 이뤄졌다고 말해도 과언이 아니다.

이렇다 보니 AMPK는 무려 〈대사의 전두 지휘관〉이라는 별명을 얻게 되었다. 그런데 다른 세포와 조직에도 다 있는 단백질인데 왜 근육이 건강 유지에 좀 더 특별하다고 하는 것일까? 그 이유는 바로 그렇게나 좋은 역할을 하는 AMPK의 활성을 근육에서는 운동을 통해서 직접적으로 〈강제〉할 수 있기 때문이다. AMPK가 활성화되려면, 두 가지 조건 중 하나를 만족해야 한다. 첫째, 오랫동안 금식하거나 혹은 운동하여 세포 내 에너지양을 많이 감소시키거나. 둘째, 세포 내 칼슘 농도를 높이거나.

근육이 수축하기 위해서는 에너지와 칼슘 이 두 가지가 필수적으로 필요하므로 운동하는 근육 안에서는 ATP라는 에너지 물질과 칼슘이 항상 대기하고 있어야 한다. 요즘 흔하디흔한 영양제 중 하나가 칼슘 보충제인데, 그걸 먹으면 해결할 수 있는 문제라고 생각할지 모른다. 칼슘 보충제를 먹어서 혈액 속에 칼슘이 높아지면, 근육 세포뿐만 아니라 AMPK가 들어 있는 모든 세포로 칼슘이 흘러 들어갈 텐데 말이다. 애석하게도 보충제를 많이 먹었다고 해서 세포 안 칼슘이 높게 유지되지 않는다.

대사의 전두 지휘관 AMPK를 깨우다

우리 몸은 호르몬이든 물질이든 항상 필요한 범위 내에서만 그들을 유지한다. 세포 내에는 세포가 칼슘이 많이 필요할 땐 많이 내보내고 또 필요 없을 때는 다시 저장하는 역할을 하는 소포체라 불리는 칼슘 주머니가 있으므로 항상 칼슘은 필요한 만큼만 유지된다. 만약 어떠한 이유로 세포 내의 칼슘 농도가 필요 이상으로 유지된다면, 그 세포는 곧 운명할 것이다. 세포 안 칼슘 농도가 높음은 세포가 스트레스받는 것을 뜻하며, 이런 현상이 지속되면 우리 몸은 다양한 세포 신호 체계를 통해 그 세포를 제거하기 때문이다. 운동하지 않는 근육은 칼슘이 필요하지 않다. 그리고 에너지를 많이 사용하지 않기 때문에 에너지가 감소하지도 않는다.

따라서 AMPK가 활성화되기 위한 조건인 〈에너지 감소〉와 〈칼슘 증가〉 두 조건 모두를 충족시키지 못하지만, 운동하는 순간 이 두 조건이 모두 성립되어 AMPK를 깨울 수 있다. 운동을 더 많이 할수록, 특히 더 힘들게 할수록 이 대사의 전두 지휘관의 각성도를 증가시킬 수도 있다. 중요한 것은 이들의 활성도를 내 의지에 따라 조절할 수 있다는 점이다. 다양한 이유로 운동하지 못해(대부분 운동하지 않아서) 내 근육을 오랫동안 편히 쉬게 해주면, 저 유능한 〈대사의 전두 지휘관〉의 능력을 그냥 썩히게 하는 것이고, 반대로 조금 힘들더라도 건강해지겠다는 의지로 운동하면 이 지휘관의 능력을 십분 활용하게 되는 것이다.

AMPK가 좋은 건 알겠는데 운동을 많이 해서 근육 내 칼슘이 높아지면 근육이 제거될까 봐 걱정된다고? 그런 면에서는 염려를 놓아도 된다. 우리 몸은 정상일 경우에는 칼슘이든 무엇이든 필요한 만큼만 조달하여 사용하기에 잉여분이 많이 발생하지는 않는다. 칼슘이 근육 수축을 위해 필수적이므로, 이런 목적을 위해 증가한 칼슘 중 사용되지 않은 일부 여분에 의해 AMPK가 동반 활성화되는 것이지 운동한다고 해서 근육 내에 칼슘이 넘쳐 나는 일은 자주 발생하지 않는다. 물론 여분의 칼슘 중 일부는 스트레스 반응을 촉진하는 촉매제 역할을 하지만, 운동을 열심히 하는 사람들은 이런 걱정을 하지 않아도 된다. 뒤에서 설명하겠지만 운동으로 발생하는 스트레스는 결국은 내 몸을 더 건강하게 만들어 주는 〈착한 스트레스〉이기 때문이다. 이렇듯 우리의 의지로 직접 활성화해 〈건강 도우미〉 역할을 톡톡히 수행할 수 있도록 강제할 기관이 바로 근육이기에 더 특별하다.

근육을 편애하는 까닭

우리 몸에 장기가 근육만 있는 것이 아니고, 건강해지려면 모든 장기가 다 건강하고 제대로 작동해야 가능한 것인데, 아무리 의지대로 조절할 수 있다고 하지만 너무 근육만 편애하는 것이 아닌가 싶은 느낌이 들 것이다. 그런데 근육 건강이 중요하고 더 특별한 이유는, 근육은 대사를 조절하는 데 선봉장 조직이기 때문이다. 『초한지』나 『삼국지』와 같은 역사 소설을 보면, 규모나 훈련 상태가 아주 뛰어나지 않은 병력이라 해도 그 병력을 총괄하는 역발산기개세의 항우나 단도 부회의 관우와 같은 막강한 장수의 지휘하에서는 쉽게 무너지지 않는 것을 자주 볼 수 있다. 반면에 이들 같은 지휘자가 죽거나 다쳐 부재했을 때는, 아무리 대규모 병력이라고 해도 우왕좌왕하다가 결국 패하는 상황도 많이 연출된다. 근육을 항우와 관우 같은 선봉장이라고 할 수 있다. 근육이 건강하면 다른 조직에서 발생할 수 있는 다양한 병리적 문제를 예방하거나 해결할 수 있고, 반대로 근육에서 원활하게 본연의 생리학적 기능을 수행하지 못하면, 이를 보조하기 위해서 다른 조직에 역할이 가중되다가 결국엔 문제가 발생할 수도 있다.

이미 「미토콘드리온 부자 되기」에서 소개한 인슐린 저항성의 예를 다시 한번 들어 보겠다. 우리가 식사하고 나면, 음식에 들어 있던 탄수화물이 소화 과정을 거쳐 혈액 속으로 흡수된다. 이렇게 흡수된 탄수화물을 우리는 흔히 혈당이라고 부르는데, 혈당은 에너지가 필요한 세포로 전달되어 우선 활용되고, 아직 활용되지 못한 나머지 대부분은 근육과 간에서는 글리코겐이라는 탄수화물 덩어리로, 또 지방 조직에서는 중성 지방으로 변환하여 저장된다. 식사 후에 증가한 혈당의 약 60~80퍼센트가 근육에서 즉각 사용되거나 글리코겐으로 저장되기 때문에 혈당 조절에 있어서 근육은 매우 중요한 장기라고 할 수 있다. 물론 근육 스스로 문을 열어 항상 혈당을 근육 내부로 들어오게 하는 것은 아니고, 혈당이 오르면 이에 맞춰 췌장에서 분비되는 인슐린이라는 호르몬의 작용이 있어야만 가능하다. 그런데 인슐린이 상황에 맞춰 적절하게 분비되었다고 해도, 근육에서 제대로 작용하지 않는다면 혈당이 제대로 떨어질 수 없다. 식후 혈당의 최대 80퍼센트를 근육에서 해결해 줘야 하는데, 여기에서 원활한 작용이 일어나지 않으니 말이다. 혈당이 제대로 떨어지지 않다 보니, 췌장은 이에 대응하기 위해 더 많은 인슐린을 분비한다.

불행하게도 인슐린이 필요 이상으로 많으면, 지방 세포 크기를 키워 〈나쁜 구성원〉으로 만들고, 암세포를 잘 번식시켜 생명을 위협하고, 또 온몸에서 염증 반응을 촉진해 정상이던 세포들마저 해를 입히는 등 좋은 것도 지나치면 독이 된다는 전형적인 예를 실천한다. 또, 필요 이상으로 인슐린을 분비하기 위해 혹사당하다 보니, 췌장의 기능은 더 빨리 쇠퇴해 버린다. 이런 모든 불행이 근육에서 인슐린을 효율적으로 사용하지 못해서 벌어진 연쇄 반응이다. 반대로, 근육에서 인슐린의 작용이 아주 잘 일어나 적정량의 인슐린만 분비되었다면 이런 연쇄 반응은 시작되지 않는다. 그러니 근육은 인체라는 병력을 진두지휘하는 선봉장이다. 제아무리 항우나 관우와 같이 8척이 넘는 타고난 체격과 용맹함과 기술을 지닌 장수를 선봉장으로 세운 병력이라 해도, 이 장수들이 방탕함에 빠져 훈련과 전술을 게을리하여 전장에서 제 역할을 하지 못한다면, 나머지 병력이 제 기량을 발휘하고 위기를 극복하여 승리하기란 여간 쉽지 않다. 한편으로는 근육을 선봉장으로 하여 우리 몸을 건강하게 지킬 수 있도록 하는 방법이 너무 간단하고 안전하다는 것이 다행이다. 의지로 운동만 하면 되는 것이다.

근육이 이토록 특별한 또 다른 이유

2012년 최고 수준의 기초 과학 학회지 『네이처 *nature*』에 어느 논문이 게재된 바 있다. 이 논문의 내용은 운동하면 근육의 세포막에서 FNDC5라는 단백질이 많이 만들어지는데, 이 단백질 중 일부가 잘려 혈액으로 방출되면 백색 지방을 갈색 지방과 유사하게 만들 수 있다는 내용이다. 보통 지방은 백색을 띠고 있으나 일부는 갈색을 띠고 있는데, 갈색 지방은 열을 생산하고 발산하는 특징과 좋은 아디포카인을 많이 분비하여 건강에 이로운 지방이다. 저자들은 이런 효과를 가진 FNDC5

단백질의 일부 조각을 아이리신irisin이라고 명명했고, 근육에서 방출된 물질이 다른 조직에서 생리학적 효과를 발휘한다 하여 이를 근육myo-에서 분비되는 호르몬-kine, 마이오카인myokine으로 분류했다. 사실 이전에도, 근육에서도 특정한 물질들이 분비되고 이 분비된 물질들이 다양한 장기에서 생리적 기능에 관여한다는 논문이 학계에 보고되었지만, 큰 주목을 받지 못했던 것이 사실이다.

그러나 아이리신의 존재를 처음 규명한 연구팀의 수장인 하버드 의대 산하 다나파버Dana-Faber 암 연구소의 브루스 M. 스피걸먼Bruce M. Spiegelman 교수의 영향력과 『네이처』라는 학회지의 상징성이 더해져, 이 논문은 실로 엄청난 주목을 받았다. 이 연구의 파급력은 그야말로 메가톤급이었다. 이전까지는 앞서 설명한 것처럼 근육에 의해 조성된 대사적 환경이 다른 조직들의 기능과 상태에 영향을 주는 선봉장 역할을 했다면, 이제는 근육도 호르몬을 분비하여 다양한 기관과 직접 교류함으로써 〈건강〉이라는 목표를 성취하는 서번트 리더십을 실천하는 기관으로 비유되기 시작했다. 약 30년 전 지방이 그랬던 것처럼, 근육 역시 내분비 기관으로 인식되며 인체를 이해하는 방식의 새로운 패러다임이 제시된 것이다. 내분비 기관으로써 근육의 재발견은 큰 의미를 지닌다.

2부를 시작하며 우리는 열심히 운동하면 건강해진다는 사실은 누구나 알고 있지만, 의·약학, 체육학 분야의 전문가들을 포함하여 그 누구도 정확한 과학적 근거를 제시하지 못한다고 말했다. 물론 규칙적으로 운동하면 지방 세포를 착하게 만들고, 근육의 미토콘드리온을 많이 만들어 다양한 질환의 기저 원인으로 작용하는 인슐린 저항성을 개선하는 등의 효과가 확인되었다. 인슐린 저항성이 다양한 질환에 크고 작게 영향을 주는 것은 틀림없는 사실이고, 또 운동이 근육을 필두로 온몸에서 이를 개선하는 데 매우 효과적이고 안전한 방법이긴 하나, 이를 통해 우리가 얻을 수 있는 건강 증진 효과를 모두 설명하기에는 뭔가 부족했다.

또, 운동을 통해 지방 크기를 줄임으로써 착하게 만들면 염증 물질도 적게 분비하고, 지방 유래 호르몬이라고 소개했던 아디포카인 프로필을 개선할 수 있는 이유가 무엇이었는지, 단순히 크기 문제인지 설명하기 어려웠다. 운동은 만병통치약이라고 해도 무방할 만큼 많은 연구 결과가 매일 나오고 있지만, 이런 효과들을 뒷받침할 만한 뚜렷한 무엇인가를 제시하지 못하고 있었다.

그런데 운동 중에는 절대 멈추지 않는 핵심 기관인 근육에서 마이오카인이라는 〈운동의 전령〉들이 분비된다니! 〈운동

〈운동과 마이오카인의 상관관계〉

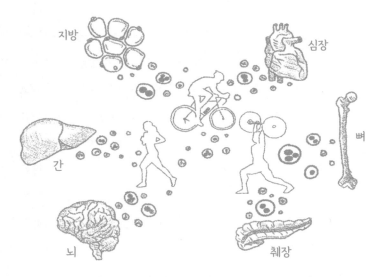

지방

심장

간

뼈

뇌

췌장

운동하면 근육에서 분비되는 다양한 물질이 다양한 장기에 작용하여 건강을 증진한다.

하면 왜 건강해질까〉에 조금 더 구체적 답변을 할 수 있다는 기대감에 학계가 흥분하지 않을 수 없었다. 스피걸먼 팀이 처음 규명한 근육 유래 분비 물질을, 고대 그리스 무지개의 여신이자 올림포스 신들의 메시지를 지구에 전달하는 전령이었던 이리스를 본떠 아이리신으로 명명한 것은, 인체를 구성하는 모든 세포와 조직에서 나타나는 운동의 긍정적인 효과가 마이오카인이라는 근육 호르몬, 혹은 운동 호르몬들을 통해 매개될 수 있음을 시사한 것이었다.

스피걸먼 팀의 보고는 실험용 생쥐를 이용한 연구 결과였다. 하지만 이후 다양한 환자의 혈액을 보관하고 있던 수많은 임상 연구팀과 기초 과학 연구팀에서 아이리신은 백색 지방을 갈색 지방처럼 바꿔 주는 효과 외에도 근육, 지방, 심장, 췌장, 뼈, 뇌와 신경, 간 등 다양한 조직에서 긍정적인 효과를 발휘하여 각종 만성 질환을 예방하고 개선하는 데 효과적이라는 후속 연구가 이어지고 있다. 아이리신이 근육에서 유래된 물질인 만큼, 규칙적인 운동은 근육에서 아이리신의 생산과 분비를 증가시킨다는 보고 역시 10년째 이어지는 중이다.

마이오카인의 존재와 효과

당뇨병이 있거나 심혈관 질환이 있거나 지방간이 있거나, 혹은 우울증이 있거나 움직이는 데 크게 지장 없는 환자들이 병원에 가면 왜 의사들에게 약 처방 이외에도 운동을 열심히 하라는 말을 듣고 오는지 이제 이해가 될 것이다. 의사들조차 아이리신과 같은 마이오카인의 존재와 효과는 최근까지 몰랐고, 인류가 몇천 년 동안 알고 있었던 〈운동하면 건강해진다〉는 사실에 입각한 처방이었다고는 해도, 그런 처방은 현명했고 결과는 효과적이었다. 하지만 아이리신이 더 주목받고 연구된 이유는 운동하면 근육이 다른 조직에 직접적으로 영향력을 행사할 수 있다는 사실의 물꼬를 튼 상징적인 물질이었기 때문이지, 근육의 내분비적 역할이 아이리신에 국한되는 것은 아니다.

마이오카인은 근육에서 생성되어 혈액으로 분비되는 모든 물질을 지칭하는 말이므로 아이리신은 마이오카인의 범주에 속한 물질 중 하나일 뿐이다. 아이리신 이외에도 근육에서는 운동에 대한 반응으로 수많은 물질을 만들고 분비할 수 있으므로 현재는 이러한 물질들, 즉 마이오카인으로 규정할 수 있는 물질들을 발굴하려는 움직임도 활발한 상태이다.

한 예로, 18명의 건강한 젊은 남성을 대상으로 운동을 하루 1시간씩 12주 동안 시킨 후 근육의 유전자를 조사해 보니, 약 2만 개의 인간 유전자 중 938개의 활성도(전사 촉진)가 변했고, 이 중 52개는 아이리신처럼 혈액으로 분비되는 단백질을 생산하는 유전자라고 보고했다. 인간의 생체 기능을 직접 조절하는 것은 유전자 자체가 아니라 유전자를 기반으로 생산되는 단백질이며, 이러한 단백질이 많이 만들어지려면 해당 유전자의 전사가 활발하게 이뤄져야 한다. 따라서 12주간 꾸준히 운동한 결과, 근육에서는 52종의 마이오카인 생산량을 증가시켜 다른 조직들에 운동 효과를 전파할 수 있음을 시사한다.

또 다른 연구에서는 26명의 중년 남성을 대상으로 연구를 해본 결과, 약 340개의 유전자 활성도가 12주간 운동에 관한 결과로 달라졌다고 보고하였다. 인간이 아닌 근육 세포나 동물을 활용한 실험실 환경에서의 기초 연구까지 범위를 넓히면 더 많은 유전자와 관련된 마이오카인의 변화가 관찰되었다. 물론 남성뿐만 아니라 다양한 연령대, 성별, 건강 상태의 대상자에서 마이오카인 후보를 선별해야 한다.

이와는 별개로 지금까지 밝혀진, 혹은 밝혀질 마이오카인이 모두 우리 건강을 이롭게 하거나 엄청난 효과를 발휘할 수 있을지는 추가 후속 연구를 통해 검증되어야 한다. 마이오카인 한두 종류가 우리의 건강에 절대적인 영향력을 행사할 수는 없어도, 이로운 다수가 동시다발적으로 증가하여 작용한다면 분명 좋은 결과가 있을 것이다. 운동은 한두 개의 마이오카인만 특정하여 증가시키지 않는다. 수십 개를 동시다발적으로 증가시킨다. 근육은 수많은 이로운 호르몬을 저장하고 있는 〈곳간〉이며, 이 곳간의 문을 열 수 있는 유일한 열쇠는 바로 〈운동〉이다. 마이오카인 중 건강 증진에 그 어떤 단백질보다 효과적인 무엇이 발견될지, 혹은 모두 그저 그런 수준의 효과를 가진 특별하지 않은 단백질로 치부될지는 아직 알 수 없지만 〈규칙적으로 운동하면 건강해진다〉는 사실은 불변한다. 현시점의 학문적 추세인 〈운동은 근육에서 이로운 마이오카인의 분비를 촉진함으로써 우리를 건강하게 한다〉는 뒤집힐 수는 있어도 말이다. 그러니 그저 열심히 꾸준히 운동하는 수밖에 없다.

운동의 전령, 마이오카인을 분비시키자

〈규칙적으로 운동하면 건강해진다〉는 상식에 관한 과학적 근거 중 현재 가장 주목받는 분야는 마이오카인이다. 아이리신을 비롯한 수십, 혹은 수백 가지의 단백질이 규칙적 운동을 통해 근육에서 혈액으로 동시다발적으로 분비되어 건강한 이로움을 선사할 수 있다니, 사람이라면 많든 적든 누구나 가지고 있는 근육이라는 〈호르몬 곳간〉의 문을 〈운동〉이라는 열쇠로 여는 것은 아주 효율적인 건강 관리법이다. 하지만 애석하게도 상당히 많은 사람은 자신들이 가진 열쇠가 그 곳간 문을 가장 잘 열 수 있는 맞춤형 열쇠인지 인지하지 못한 채, 좀 더 효율적인 열쇠를 찾아 인터넷을 떠다니다 끝끝내 찾지 못하고 문을 열지 못하고 있다. 실제 운동을 꾸준히 해보지 않은 사람들은 운동 방법을 모르는 경우가 많지만 얼마나 운동해야 하는지, 운동의 강도나 양, 빈도 등에 대해서도 모르는 경우도 많다.

마이오카인을 분비하기 위한 운동법은 차치하고, 우선 건강해지려면 기본적으로 운동을 얼마나 어떻게 해야 하는지 간략히 알아보자. 결론적으로 말하자면, 무슨 운동이든 더 많이, 더 힘들게, 그리고 가능한 한 매일 하는 것, 즉 규칙적으로 꾸준히 하는 것이 더 중요하다. 운동을 열심히 하자는 캠페인에서, 걷기가 최고의 운동이다, 1주일에 4일 하루 40분 걷기 운동, 보약보다 좋은 걷기 운동 등과 같은 문구를 자주 봤을 것이다. 이런 캠페인 문구들이 잘못된 정보를 제공하는 것은 아니다. 하지만 짧고 간결한 표현법으로 부정확한 정보를 제공함으로써 사람들이 저 정도의 운동, 즉 하루에 30~40분씩 1주일에 서너 번 걸으면 건강해질 수 있다는 잘못된 인식을 갖게 할 수 있으므로 옳지 않다.

1980~1990년대 중반까지만 해도 WHO나 미국 질병 통제 예방 센터에서도 비슷한 표현으로 국민의 신체 활동 증진을 유도하곤 했다. 하지만 여기서 정확히 알아야 할 것은, 이런 캠페인들의 학문적 배경은 하루에 30~40분씩 1주일에 서너 번의 걷기 운동이 〈건강을 증진할 수 있다〉가 아니라, 조기 사망이나 급사를 예방할 수 있기에 일찍 죽거나 급사하고 싶지 않다면, 최소한 저 정도의 운동은 해야 한다는 권고였다.

1996년 미국 질병 통제 예방 센터에서는 「신체 활동과 건강: 외과의 일반 요약 보고서Physical Activity and Health: A Report of the Surgeon General Executive Summary」를 통해 〈더 많이, 더 힘들게, 그리고 가능한 매일〉 운동해야 확실한 건강 유지와 증진 효과를 얻을 수 있다고 보고한 바 있다. 따라서 개인적으로는 더 이상 〈주 3~4회, 걷기 운동 30~40분〉이 가장 좋은 운동 방법이라는 인지 편향적 문구가 사용되지 않기를 바라며, 이 글을 읽는 독자들 역시 지금부터 저런 문구들을 뇌리에서 지웠으면 한다.

의학을 필두로 다양한 과학 분야의 발달로 인해 〈100세 수명〉 시대에 가까워지고 있어 열심히 운동하지 않는다고 해도 조기 사망하거나 급사할 가능성은 점점 줄어들고 있지만, 큰 질병 없이 건강을 유지하며 살 수 있는 건강 수명과 삶 전체의 기간인 기대 수명 간의 격차가 약 14년, 비율로는 10퍼센트를 넘는다고 한다. 다시 말하면 우리는 생애 중 10퍼센트 넘는 기간을 건강하지 않은 채 낮은 삶의 질을 살아가고 있다고 해석할 수 있다. 참 불행한 일이 아닐 수 없다. 인류가 함께 발전시킨 과학으로 인해 늘어난 기대 여명과 개인의 노력으로 늘릴 수 있는 건강 수명의 격차를 줄일 수 있도록 개인이 더 노력해야 한다.

물론 이 책에서 말하는 개인의 노력은 가능한 한 더 많이, 더 힘들게, 그리고 매일 운동하는 것이다. 사람마다 운동을 시작하는 시점에서 체력 수준은 다르기에 운동 방법을 정량적으로 기술할 수는 없다. 하지만 가능한 한 〈더 많이, 그리고 더 힘들게〉 법칙을 지키려면, 〈오늘의 나〉와 〈한 달 뒤의 나〉의 몸에서 보내는 신호를 참조하면 된다. 아래 두 사람의 한 달간의 운동 소감을 살펴보자.

　A: 아이들도 다 키우고 나니 이제 미처 신경 쓰지 못했던 내 건강을 챙겨야 할 것 같아서 평소 전혀 운동하지 않았던 내가 오늘부터 열심히 운동하자고 마음먹었다. 첫 목표였던 동네 한 바퀴, 약 3km라는 거리를 30분에 걸쳐 걸었더니, 숨이 많이 차고 땀도 많이 나고 근육통이 생겨 이틀을 고생했다. 그래서 1주일간 운동은 3일밖에 할 수 없었다. (중략) 1주일에 3번 비슷한 속도로 걸었는데 한 달이 지난 지금은 숨이 차는 것도 훨씬 덜하고 땀도 덜 나고 다리도 아프지 않은 것을 보니 건강해지고 체력도 좋아진 것 같다. 이제부터는 같은 코스를 25분에 마칠 수 있도록 더 빨리 걷고 적어도 4번은 운동해야겠다. 앞으로는 더 건강해지고 체력도 더 좋아질 것 같다. 앞으로는 더 열심히 걸어야지!

B: 애인에게 스마트 워치를 선물받은 계기로 열심히 운동했지만 바빠진 일 때문에 한동안 하지 못했던 운동을 시작하기로 했다. 원래 체력에는 자신이 있어서 첫 목표였던 5km를 40분에 달려 완주했더니 스마트 워치가 운동 중 분당 평균 심장 박동 수가 170번이라고 알려 줬다. 오래간만에 한 운동이라 힘들었지만, 1주일에 최소 3번은 이렇게 달려야겠다. (중략) 운동을 다시 시작한 지 한 달이 지난 오늘, 스마트 워치가 운동 중 분당 평균 심박수가 155번임을 알렸다. 확실히 운동 중 숨도 덜 차고, 운동 후 피로도 때문에 일상생활이 전혀 힘들지 않다. 더 빠르게 더 오래 달릴 수 있을 것 같지만, 무리한 운동은 오히려 몸에 안 좋다고 한다. 이렇게만 유지해도 앞으로 더 건강해지고 체력도 좋아질 수 있을 것이다.

누구나 경험상 일정 시간 동안 걷는 것보다는 달리는 것이 훨씬 더 힘들다는 것을 알고 있다. 건강해지기 위한 운동의 법칙인 가능한 한 〈더 많이, 더 힘들게, 그리고 매일〉의 기준에서 살펴보면, B의 운동법이 더 효과적이라고 생각하기 쉽다. 분당 심장 박동 수 170회를 유지한 채 40분을 달리는 것은 절대 쉽지 않으며, 실제로 이런 운동은 운동 생리학자들이 건강 증진을 위해 추천하는 방법인 고강도 운동에 해당한다. 따라서 지난 한 달간 상대적으로 더 쉬운 강도의 운동을 한 A보다는 앞으로도 지금처럼 고강도 운동을 유지할 생각을 지닌 B가 더 바람직하게 운동한 것으로 생각할 수 있다. 틀린 말은 아니지만, 그렇다고 A가 지난 한 달간 했던 운동 방법이 바람직하지 않다고 말할 수 있을까? A와 B의 글 내용을 통해 A는 체력이 좋지 않은 장년, 그리고 B는 일정 수준의 체력을 지닌 청년으로 추측할 수 있다. 그동안 여러 가지 이유로 운동을 꾸준히 하지 못해 체력이 좋지 않은 어느 장년에게 건강해지기 위한 운동 법칙인 〈가능한 한 더 많이, 더 힘들게, 그리고 매일〉임을 인지시키고, 내일부터 걷기보다는 몸에 무리가 되더라도 숨이 차도록 매일매일 뛰고 또 뛰도록 유도하는 것이 최선일까? 건강 유지와 증진을 위해 모든 인간이 운동해야 한다는 것은 부정할 수 없는 사실이지만, 인간의 몸을 구성하는 세포와 조직에서 보면, 운동은 사실 큰 스트레스이다.

산화 스트레스를 줄이자

현대인이 일상에서 가장 많이 하는 말 중 하나가 바로 〈스트레스받는다〉는 말이다. 그리고 이 스트레스가 만병의 근원이라는 말 또한 누구나 알고 있는 말이다. 그런데 건강 유지에 가장 효과적이라는 운동이 생리학적 관점에서 보면 정말 큰 스트레스라고 하니 아이러니가 아닐 수 없다. 인간의 신체는 생존을 위해 내적 외적 자극에 대항하여 생리학적 상태를 항상 일정하게 유지하려는 특성이 있다. 가장 쉬운 예로 체온 조절 능력을 들 수 있다. 인체를 구성하는 요소들이 정상적으로 기능을 유지하기 위해서는 내부 온도가 대략 36~37도 사이가 가장 적절한데, 날씨나 운동과 같은 외부 환경 혹은 염증에 의한 내부 요인으로 인해 이보다 체온이 올라가면 인체는 땀을 내거나 에너지 대사를 떨어뜨려 체온을 36~37도 사이로 유지하려 한다. 이처럼 인간의 체온이 36~37도 사이일 때, 인체의 구성 요소들이 정상적으로 유지하기에 스스로 이런 기본 평형 상태를 유지하려는 조절 기능을 우리는 항상성이라고 하며, 무더운 날씨처럼 이런 평형 상태에 영향을 주는 모든 요소를 스트레스라고 부른다.

성인은 평균 30조 개 이상의 세포로 구성되어 있으며, 이 많은 세포가 서로 조화롭게 상호 작용하여 스트레스에 대처하고 항상성을 이뤄 낸다. 항상성 유지가 잘되지 않는 상태를 우리는 질병 상태라고 부른다. 세포들의 본연의 기능이 감퇴하면서 서로 간의 상호 작용도 원활하지 않아 우리 몸에서 일어난 생리학적 변화에 대처하지 못하는 현상, 즉 병에 걸리게 된다. 식사 후에 혈당이 정상 수준(공복 혈당〈100mg/dL)으로 떨어지지 않는 당뇨병, 혈압이 정상 수준(수축기/이완기: 120/80mmHg)보다 높게 유지되는 고혈압 등이 모두 항상성 유지, 즉 생리학적 기능이 정상적으로 유지되지 않아 발생한 결과이다.

젊은 시절 몸은 상대적으로 젊고 건강한 세포들로 이뤄져 있어 항상성 유지가 잘되지만, 나이가 들수록 세포 기능이 점 자 감퇴하여 같은 스트레스를 받는다고 해도 항상성 유지가 원활하지 않게 된다. 따라서 각각의 세포가 제 기능을 잘 유지 하고 서로 간의 상호 작용을 원활하게, 또 항상성 유지가 잘되 도록 하는 것이 나이가 들어도 쉽게 병에 걸리지 않는 효과적 인 방법이다.

그런데 우리가 운동하게 되면 인체의 세포들 특히 근육 세 포 내부에서는 그야말로 〈난리 중의 난리〉가 난다. 운동하기 위해서는 근육 내부에선 많은 양의 에너지가 만들어져야 하 며, 이를 기반으로 근육은 수축 활동을 해야 한다. 태초의 우 리 몸이 완벽한 것 같지만, 사실 어느 정도 부족한 면이 없지 않아, 에너지를 만들어 내는 과정 중 우리의 몸은 〈실수〉로 활 성 산소를 만들어 내며, 이들은 인체를 구성하는 모든 것을 파 괴하는 폭군 역할을 한다. 힘든 운동을 할수록, 운동 시간이 길어질수록, 우리의 몸이 만들어야 하는 에너지의 양이 많아지면, 더 많은 활성 산소가 만들어진다. 그러니 이 활성 산소로 발생하는 산화 스트레스가 병과 노화의 원인으로 자주 지목되고, 산화 스트레스를 줄이는 것이 중요하다는 말이 나온다. 운동하려면 근육이 이완과 수축 활동을 빠르고 원활하게 반복해야 하는데, 근육이 수축하기 위해서는 근세포 내부의 칼슘 농도가 올라가야 한다.

문제는, 근수축을 위해서 증가한 칼슘이 근수축을 위해서만 쓰이는 것이 아니라 산화 스트레스 반응을 촉진하는 촉매제로도 사용된다. 힘든 운동을 할수록, 운동 시간이 길어질수록, 근육 내부의 칼슘 농도가 더 높아지게 되므로, 산화 스트레스는 더욱더 증가한다. 운동은 물리적인 에너지가 발생하여 인체에 직접적으로 작용하는 행위이므로, 이 과정에서 인체의 구성 요소들이 크고 작은 물리적인 손상을 받기도 한다. 물리적인 손상을 복구하기 위해서 우리 몸은 〈염증〉이라는 반응을 발생시켜 손상 부위를 회복시킨다. 흔히들 염증은 무조건 나쁘다고 생각하지만, 실제로는 면역 세포들이 다양한 물질을 분비해 우리 몸에서 발생한 이상 현상을 해결하는 데 필요한 과정이다. 하지만 이때 면역 세포들이 분비한 물질들이 건강한 정상 세포들의 기능에 악영향을 주기 때문에, 염증이란 정상 세포의 기준에서 보면 〈필요악〉이다. 따라서, 염증 반응은 우리 몸에 문제가 있을 때만 빠르고 짧게 일어나고 끝나는 것이 가장 이상적이다.

더 많이, 더 힘들게, 그리고 매일

운동할 때는 셀 수 없을 만큼 많은 일이 인체 세포에서 동시다발적으로 일어나기 때문에, 운동이란 우리가 흔히 말하는 꼴도 보기 싫은 사람에게 잔소리 들어야 할 일과는 비교할 수 없을 만큼 큰 스트레스이다. 그런데 건강해지려면 꾸준하게 이런 스트레스를 겪어야 한다니! 더군다나 건강해지기 위한 효과적인 운동 방법이 몸에 무리가 가지 않을 정도로 가끔 쉬엄쉬엄하는 것이 아니라 〈가능한 한 더 많이, 더 힘들게, 그리고 매일〉해야 하는 것이라니! 정말 알 수 없는 제안인 듯하다. 하지만, 의외로 이에 대한 답은 간단하다.

　운동이라는 스트레스가 산화 스트레스도 염증도 증가시키지만, 우리의 인체는 모든 생리학적 상태를 정상적으로 유지해 기본적인 평형 상태를 이루려는 조절 기능, 즉 항상성 유지 기능이 항상 작동하고 있으므로 감당하지 못할 스트레스가 아닌 이상, 이 스트레스 상황은 곧 막을 내리게 된다. 에너지를 만들어 내는 과정 중 우리의 몸은 〈실수〉로 만들어진 활성 산소로 시작한 산화 스트레스는 항산화 체계에 의해서 안정화되고, 물리적 에너지 혹은 다른 원인에 의해서 발생한 염증 반응은 항염증 체계에 의해서 감소한다.

그런데 이러한 항(抗) 체계가 운동으로 증가하는 스트레스에 대비해 그에 상응하는 만큼만 증가하는 것이 아니라, 운동 중 비정상적으로 증가하는 산화 스트레스와 염증 반응이 우리의 몸에 악영향을 끼칠지 못할 만큼 억누르는 것은 물론, 운동이 끝난 후에도 상당히 오랫동안 증가한 채 유지되어 우리 몸을 오랫동안 보호한다. 특히 더 힘들게 운동한 사람일수록 이러한 항 체계들의 활성도와 지속 시간은 길어져 항상성을 더 오랫동안 유지할 수 있게 된다. 하루 중 일정 시간 땀이 비 오듯 쏟아지고 숨이 가쁘게 운동하면 운동하지 않은 사람보다 훨씬 더 오랫동안, 그리고 조금 힘들게 운동한 사람보다 더 오랫동안 항상성을 더 잘 유지한 채 살아갈 수 있다는 뜻이다.

이런 주제로 수행된 연구에서 고강도 달리기 운동을 20분한 사람들은 운동하지 않은 사람보다 항상성 유지 능력이 48시간, 그리고 같은 시간 동안 중강도 달리기 운동을 한 사람보다 항상성 유지 능력이 24시간이나 더 높게 유지된다고 보고된 적이 있다. 운동하면, 운동 중에 발생하는 스트레스로 인해 우리 몸에 문제가 생기는 것이 아니라 운동 후에도 이러한 항 체계가 그 능력을 향상하며 살아갈 수 있으므로, 일상생활

중 우리 몸에서 벌어지는 다양한 스트레스에 대한 강력한 방어력을 오랫동안 갖게 된다고 해석할 수 있다. 다양한 항 체계뿐만 아니라 미토콘드리아 증가시키기, 인슐린 저항성 개선하기, 착한 지방 세포와 골격근 많이 만들기 등과 같이 우리가 운동해야 하는 생리학적 배경 대부분이 〈가능한 한 더 많이, 더 힘들게, 그리고 매일〉 법칙에 부응한다.

앞의 운동 소감을 작성한 A(체력이 약한 장년)는 본인의 체력 수준에 대비하여 현실적으로 당장 수행할 수 있는 걷기 운동을 시작하였고, 이는 B(일정 수준의 체력을 가진 청년) 관점에서는 아닐 수 있으나 A에게는 충분히 힘든 운동일 수 있다. 따라서 한 달간의 걷기 운동만으로도 A는 이조차 하지 않았던 한 달 전의 본인의 항 체계들, 미토콘드리아 수, 인슐린 저항성, 착한 지방 세포, 근육량이 크게 발전했을 것으로 예상한다. 이에 따라서 A의 몸은 다양한 스트레스로부터 항상성 유지가 더 잘되는 몸으로, 만성 질환과 같은 다양한 질병의 위험에서 조금 더 자유로운 몸으로 바뀌었을 것이다. 체력 수준이 더 높고, 더 젊은 B에 비해서는 여전히 부족하겠지만, 앞으로는 걷기 속도(강도)와 횟수(빈도)를 늘리겠다는 다짐을 한 A의 한 달 후 체력과 항상성 유지 능력은 더 발전할 것으로 예상된다.

우선 무슨 운동이든 시작하자

어떻게 얼마나 운동해야 하는지 잘 몰라서 운동하기를 주저하는 사람이 있다면, 일단 시작하자. 그리고 운동을 처음 시작한 자기 몸이 보내는 신호를 잘 기억하게 하자. 걷기 운동을 시작한 날 내 몸이 〈20이라는 척도 중 12만큼이나 힘들어〉, 혹은 〈100이라는 숫자 중 60에 해당하는 숫자만큼 힘들다〉고 신호를 보냈다면, 자신의 운동 목표는 2주 후 같은 운동을 했을 때, 〈20이라는 척도 중 10만큼 힘들다〉는 신호를 듣는 것이다. 만약 2주 동안 열심히 했음에도 여전히 12라는 수치가 감지되고 있다고 해도 괜찮다. 다시 2주 후 10이라는 수치를 들으면 되니까. 꾸준히 걷기 운동한 결과, 결국 내 몸이 나에게 10이라는 수치를 보냈다면 이제 걷는 날의 횟수를 조금 더 늘려 보자. 첫 주에는 주 2회를 걸었다면, 4주 후엔 주 4회를 걸어 보면 어떨까? 결국 운동은 내 몸의 신호를 토대로 〈가능한 한 더 많이, 더 힘들게, 그리고 매일〉이란 법칙을 적용하면 된다. 다른 사람들의 기준 혹은 성별, 나이, 운동 경험 등에 따라 정형화된 지침을 따를 필요가 없다.

시작점이 어디든 그 수준의 운동 방법에 적응되고 운동으로 일상생활이 지장을 받지 않는다면, 같은 운동을 반복하지 말고 조금 더 많이, 조금 더 힘들게, 혹은 조금 더 자주 운동하

자. 그럴수록 내 몸의 〈수많은 항 체계, 미토콘드리아 수, 인슐린 저항성, 착한 지방 세포, 근육량〉이 발전할 것이고, 발전하는 만큼 더 건강해질 것이다. 건강하다고 판단하는 기준이 여러 가지이지만, 지금보다 더 건강해지는 데 누구는 1년이 걸릴 수도 있고 누구는 3개월이 걸릴 수도 있다. 하지만 오래 걸리면 어떠한가. 우리는 지금 100세 수명 시대에 다가가고 있다. 아프더라도, 자립 생활이 힘들더라도, 의료 기관의 도움만 있다면 수명만큼, 혹은 기대 수명보다 더 오래 살 수 있는 시대이다. 얼마큼 건강하게 살 수 있는지, 그리고 기대 여명과 건강 수명의 격차가 1퍼센트라도 줄일 수 있다면, 그로 인해 나와 내 가족이 약 1.5년은 더 행복하게 살 수 있다. 〈가능한 한 더 많이, 더 힘들게, 그리고 매일〉하는 운동이라는 걸 마음속에 새기고 지금이라도 실천해 보자.

이제는 어떤 방식의 운동을 하는 것이 건강에 더 좋은지 말하고자 한다. 운동 종류는 다양하지만 크게 유산소 운동와 무산소 운동으로 나눌 수 있다. 현시점에서, 유산소 운동과 무산소 운동의 건강 효과를 비교한 수많은 연구 결과가 유산소 운동의 손을 들어 주고 있다. 특히 제2형 당뇨병과 심혈관 질환으로 대표되는 국민 만성 대사성 질환을 예방하고 개선하는 데 유산소 운동이 더 효과적이라는 것은 누구도 부정할 수 없을 만큼 많은 학술 자료가 존재한다. 그러면 유산소 운동과 무산소 운동의 차이는 무엇이며, 건강 효과가 더 뛰어나다는 유산소 운동은 어떻게 해야 할까? 이름에서 유추할 수 있듯이 유산소 운동과 무산소 운동의 차이는 산소가 있고 없고의 차이에 따라 결정되는 것처럼 보인다. 앞서 설명한 것처럼, 우리가 생명을 유지한다는 것은 인체를 구성하는 30조 개 이상의 세포가 기능을 정상적으로 유지하며 살아간다는 뜻이며, 이를 위해서 세포는 스스로 ATP라는 에너지를 만들어 자신에게 공급하는 자가 생산/공급 체계를 가지고 있다.

신체 활동을 하거나 두뇌 회전을 많이 해야 하는 상황일 때 세포는 더 많은 에너지를 사용해야 하므로, 더 많은 에너지를 만들어 스스로 공급하고, 잠을 자거나 편안한 휴식을 취할 때는 에너지 생산율을 최대한 감소시킨다. 세포의 에너지 생산/공급 체계는 크게 〈산소〉라는 공정 촉매제를 사용하여 미토콘드리온이라는 공장에서 ATP를 대량으로 만들어 내는 〈유산소 에너지 생산 체계〉, 그리고 산소 없이 세포 매질이라는 공장에서 ATP를 소량으로 만들어 내는 〈무산소 에너지 생산 체계〉로 나뉘어 있다.

흔히들 사람들이 말하는 유산소 운동이란 엄밀히 따지면, 내가 필요한 에너지를 미토콘드리온이라는 세포 내 공장으로

부터 조달하는 유산소 에너지 생산 체계에 대한 의존도가 크다는 의미이다. 그런데 흔히 우리는 걷기, 달리기, 자전거 타기, 등산, 수영, 댄스 등 적어도 10~20분 이상은 쉼 없이 지속해 수행하는 방식을 유산소 운동이라고 칭하고, 근육 발달을 위한 역기 운동이나 1~2분 이내에 끝나는 운동을 무산소 운동이라고 칭하는 경우가 많다. 그래서 최소 10분 이상 달려야 유산소 운동이 되고 건강해진다고 말하기도 한다. 하지만, 투포환, 원반, 창 등과 같은 투척 운동이나, 단거리 전력 질주와 같이 단 몇 초 내에 종료되는 운동을 제외하고는 운동 대부분이 유산소와 무산소 에너지 생산 시스템이 혼합되어 사용된다.

단계적으로 더 힘들게 운동하는 방법

같은 운동, 예컨대 10km/h의 속도로 20분간 쉼 없이 달리는 운동을 할 때, 세포 내 기능이 원활한 미토콘드리온을 많이 가진 사람이라면, 산소를 촉매제로 하는 유산소 에너지 생산 체계에 대한 의존도가 상대적으로 높아 유산소 운동이 될 수 있지만, 세포 내 미토콘드리온의 양이 충분하지 않은 사람이라면 산소 없이 세포 매질에서 에너지를 생산하는 무산소 에너지 생산 체계에 대한 의존도가 상대적으로 높아 무산소 운동이 되는 것이다. 세포 내 기능적인 미토콘드리온을 많이 가지고 있는 사람 즉, 같은 강도의 운동을 해도 유산소 운동을 하는 사람은, 당뇨병과 심혈관 질환과 같은 대사성 만성 질환의 기저 원인인 인슐린 저항성이 낮고, 또 체력도 좋으므로 건강한 삶을 영유할 수 있다. 즉 유산소 운동이란, 미토콘드리온의 기능과 수를 늘리기 위한 목적으로 진행해야 하며, 몇십 분 동안 시간을 채우는 방식으로 진행되어서는 안 된다.

미토콘드리온의 양은 〈운동 강도〉와 비례하여 증가함을 복기하면, 미토콘드리온 부자가 되기 위한 유일한 방법 역시 〈가능한 한 더 많이, 더 힘들게, 그리고 매일〉 하는 운동이다. 빠르게 걷기, 달리기, 자전거 타기, 수영, 댄스, 등산 등 어떤 형태의 운동이든 미토콘드리온 부자가 되기 위해 어제보다 오늘은 조금 더 많이, 조금 더 힘들게, 일정 시간 동안 지속해 참여한다면, 결국 유산소 에너지 생산 체계가 발달한 인간, 만성 질환의 위험으로부터 자유로운 인간, 유산소 운동을 잘하는 인간이 될 수 있다.

유산소 운동을 힘들게 많이 할수록 더 많은 건강 증진 효과를 얻을 수 있다고는 하지만, 그래도 마냥 힘들게 많이 할 수만은 없으니 기준점을 정하고 운동하는 것은 이제 막 운동을 시작하려는 사람들에게는 도움이 될 것이다. TV나 인터넷을 보면 다양한 기구를 사용하여 자신의 운동 강도를 모니터링하고 심지어는 목표 운동량을 달성하기 위해 피드백을 제공받는 모습을 자주 볼 수 있다. 스마트폰, 그리고 스마트폰과 연동되는 스마트 워치가 대표적인 예인데, 이런 디바이스들이 나의 현재 건강 상태나 운동 강도를 체크하고, 목표에 맞게 운동 강도를 조절하라는 피드백을 제공할 수 있는 근거는 바로 현재 나의 분당 심장 박동 수(이하 심박수)이다. 심박수는 단순하게 1분당 심장이 몇 번 뛰는지를 초월하여, 나의 건강 상태와 체력 수준, 그리고 내가 지금 하는 운동 종류(유산소 운동, 혹은 무산소 운동) 등 많은 건강 정보를 제공하는 지표이다.

일반적으로 심장이 뛸 수 있는 최대치(최대 심박수 HRmax)는 어릴수록 높고 나이가 들수록 점차 감소한다. 성인이 된 이후 HRmax는 나이대별로 비슷하다고 알려져 있다. 나이별 HRmax는 220에서 본인의 (만) 나이를 빼고 난 수치 (HRmax: 220−본인 (만) 나이)를 통해 추정할 수 있는데, 어떤 강도로 운동해야 할지 모를 때는, 이 수치를 활용하면 된다. 운동이 건강에 미치는 효과를 가장 폭넓게 연구하고 평가받는 단체인 미국 스포츠 의학회 ACSM에서는 각자 개인의 HRmax를 기준으로 운동 강도를 설정하도록 권고하고 있다.

50세의 남성 A를 기준으로 하면, A의 HRmax는 위의 공식에 의해 170bpm이 산출된다(220−A의 나이 50=170bpm). 운동 중 심박수가 A의 HRmax인 170bpm의 57퍼센트 이하(97bpm)에 해당할 때 A는 현재 〈아주 낮은 강도〉로, 170bpm의 64~76퍼센트(109~129bpm)에 해당할 때 〈중간 강도〉로, 그리고 170bpm의 75~95퍼센트(129~162bpm)에 해당하면 〈고강도〉 운동을 하고 있다고 여겨진다. ACSM의 지침에 따르면 규칙적인 운동을 통해 확실한 효과를 얻기 위해서는, 적어도 〈중간 강도〉 이상의 유산소 운동을 주당 150분 이상 하라고 추천한다. A의 기준으로 보면 빠르게 걷거나, 달리거나 자전거 타기 등의 운동을 심박수 109~129bpm로 유지한 채 30분씩 주 5회를 해야 확실한 건강 효과가 발휘될 수 있다. 물론 저 기준을 맞추지 못해 이보다 낮은 심박수로 운동하거나, 주 5회가 아닌 2~3회, 혹은 20분씩 운동하면 건강해지지 않는다는 뜻은 아니다. 다만, 확실히 더 건강해지기 위해서는 숨이 차고 땀이 나게 열심히 운동하는 것이 좋다는 것이다.

　　스마트폰이나 스마트 워치 사용에 익숙한 사람들이야 운동하면서도 디바이스가 제공하는 나의 신체 정보를 토대로 강도를 줄이거나 늘리거나 시간을 조절할 수 있겠지만, 그렇지 못한 사람들은 어떻게 때마다 시시각각으로 변하는 심박수를 체크하면서 운동하라는 말인가? 대중이 이런 과학 발전의 혜택을 누리기 전에는 운동 자각도RPE를 주로 이용했는데, 이는 개인이 경험하고 느끼는 모든 신체적 감각에 기초하여 신체가 얼마나 힘들게 느끼는지 주관적으로 측정하는 방법이며, 보통 6~20(6은 가장 편안한 단계, 20은 가장 힘든 단계, 혹은 운동을 계속할 수 없는 단계)까지 혹은 1~10(1은 아주 낮은 단계, 10은 가장 힘든 단계, 혹은 운동을 계속할 수 없는 단계) 사이의 숫자로 표현한다. 오늘 나의 첫 운동, 10km/h의 속도로 10분째 달리고 있는 이 시점에 〈내 몸은 15만큼 힘들다〉는 식으로 심박수, 호흡, 발열 및 근육 피로 등등을 종합하여 주관적인 평가를 하는 방식이다. 그렇게 내린 자가 평가에 따라 도표가 알려 주는 운동 강도를 찾아보면 된다. 하지만 일일이 운동할 때마다 스스로 평가하기도 번거롭고 또 정확하지도 않다.

　이런 방법을 대신해서 정말 단순하지만, 상대적으로 더 정확하게 자신이 지금 하는 유산소 운동 강도를 알아볼 수 있는 너무나 간단한 방법을 소개하겠다. 운동하면서 10초 내외로 짧게, 좋아하는 노래의 한 소절을 불러 보자. 다른 사람에게 들리지 않아도 되고 내 귀에만 살짝 들릴 정도로만 부르면 된다. 만약 모든 가사를 또박또박 발음할 수 있고 음정도 맞출 수 있고 숨이 차서 중간에 멈추지 않아도 된다면 〈낮은 강도〉, 노래를 부를 수는 있으나 숨이 차서 한두 번은 멈춰야 하고 음정 맞추기와 정확한 가사로 부르는 데 어려움이 있다면 〈중간 강도〉, 노래 부르는 것 자체가 어렵다면 〈고강도〉 운동이다. 왠지 과학적이지 않은 것처럼 들리지만, 여러 학회에서 운동 강도를 파악하는 데 효과적이라고 공식적으로 추천하는 방법이다. 스마트 워치든, RPE 척도든, 노래 부르기든, 내가 지금 하는 운동 강도를 파악했다면, 최소한 〈중간 강도〉를 목표로 운동할 것을 추천한다. 운동을 시작한 지 얼마 되지 않아 중간 강도의 운동을 일정 시간 유지하는 것이 힘들다면, 낮은 강도로 시작해서, 그 강도에 익숙해지면 중간 강도, 고강도로 서서히 강도를 올려 보자. 그리고 시간과 주당 운동 빈도 역시 서서히 올려 보자. 더 많이, 더 힘들게, 그리고 더 자주 할수록 우리는 더 건강해진다.

최고의 운동법은 무산소형 유산소 운동

무산소 운동이라 하면 흔히들 덤벨이나 기구 등을 활용하여 근육을 단련시키는 운동이라고 생각하는 경우가 많다. 하지만 이미 설명한 것처럼, 무산소 운동이란 세포가 필요한 에너지를 생산하는 데 산소를 촉매제로 활용하여 미토콘드리온을 통해 에너지를 생산하는 유산소 에너지 생산 체계에 대한 의존도가 상대적으로 적고, 세포 매질에서 다양한 효소 작용으로 에너지를 생산하는 체계에 대한 의존도가 상대적으로 높아지는 생리학적 현상을 유발하는 운동을 말한다. 세포 매질에서 에너지를 생산할 때는 산소를 활용하지 않기 때문에 무산소 에너지 생산 체계라고 불리는 것이다. 사실, 세포 매질에서만 산소가 사용되지 않을 뿐 결과적으로 에너지를 생산하는 데 산소가 완전히 배제되는 무산소 환경은 절대 조성되지 않는다. 세포 매질에서 탄수화물을 기반으로 일어난 대사 반응은 피루브산puruvate이란 물질을 만들어 내는데, 피루브산은 결국 미토콘드리온으로 내부에 유입되어 산소를 촉매제로 사용하는 대사 과정을 거쳐 훨씬 더 많은 양의 에너지를 만드는 데 활용된다.

우리 몸은 산소가 없을 경우, 에너지 생산력은 세포 기능을 정상으로 유지할 수 없다. 따라서 엄밀히 따지자면, 〈무산소anaerobic〉 운동이라는 말은, 이름 자체가 잘못되었다고 할 수 있다. 단지 영양소를 에너지 기질로 변환되는 과정에서 산소가 필요하지 않은 〈무산소 환경〉에서 시작되기 때문에, 약 50~60년 전의 운동 생리학자들에 의해 부적절하게 지어진 이름이다. 결국, 우리 몸에서 에너지를 생산하는 과정은 무산소 환경에서 시작해서 유산소 환경에서 마침표를 찍는 방식으로 진행된다.

탄수화물은 앞서 설명한 것처럼, 무산소 환경에서 시작해서 유산소 환경에서 끝나지만, 지질은 유산소 환경에서 시작해서 유산소 환경에서 끝난다는 차이가 있을 뿐이다. 그러므로 무산소 운동이란, 에너지를 만드는 데 산소가 사용되지 않는 운동이 아니라 탄수화물의 활용도가 매우 높은 운동의 종류로 이해해야 한다. 부적절하게 명명된 이름이긴 하지만, 아직도 널리 사용되고 있으므로 탄수화물을 기반으로 무산소 환경에서부터 에너지 생산 체계가 가동되는 〈무산소 에너지 생산 체계〉 운동을 무산소 운동이라 표현하겠다. 당연하지만 우리 몸은 짧은 찰나 에너지 요구량이 갑자기 높아지면 에너지 생산 체계를 빠르게 활성화한다. 〈유산소 에너지 생산 체계〉와 〈무산소 에너지 생산 체계〉 두 체계가 모두 활성화되는 것이다.

문제는, 이렇게 갑자기 에너지 생산 체계가 활성화가 되면 말로닐CoA라는 대사산물이 증가하는데, 이 말로닐CoA는 미토콘드리온 안으로 가장 풍부한 에너지원인 지방이 원활하게 유입되지 못하게 방해하여, 유산소 에너지 생산 체계 활성도를 저해한다. 하지만 여전히 우리 몸은 무산소 에너지 생산 체계가 있으므로 큰 문제없이 갑자기 늘어난 에너지 수요를 충족시킬 수 있을 것 같지만, 탄수화물을 에너지원으로 사용하는 이 체계의 활성도가 증가할수록 거의 모든 인체의 기능을 떨어뜨리는 수소가 늘어나게 되고, 이내 곧 숨을 몰아쉬며, 팔다리에 힘이 빠지고, 정신도 혼미해지는 경험을 하며, 운동을 중단하게 된다.

〈중요한 약속 시간이 다가오고 100m 앞 저 사거리만 건너면 바로 약속 장소인데, 갑자기 보행 신호가 켜지고 말았다. 선택의 여지가 없었다. 전속력으로 달려야만 했고, 무사히 건널목을 건너고 나니 연체동물이 된 것처럼 팔다리는 제멋대로 풀리고 눈앞이 희미해지는 경험을 했다.〉 아마 살면서 이런 경험을 다들 한 번씩은 해봤을 텐데, 이 사람은 급격히 증가한 에너지 요구량을 맞추기 위해 무산소 에너지 생산 체계를 활성화하는 무산소 운동을 한 것이다. 그런데 이 체계를 너무 과도하게 활성화했고, 이에 따라 폭발적으로 증가한 수소로 인해, 순간 다양한 인체 기능이 떨어져 버린 것이다. 이처럼 무산소 운동이란 에너지 체계 활성의 특성에 따라 결정되는 것이지, 사람들이 흔히 생각하는 것처럼, 〈무산소 운동이 곧 근력 운동〉이라는 인식은 잘못된 것이다. 유산소 운동의 대표 격인 달리기, 수영, 자전거 타기도 어떻게 하느냐에 따라 무산소 운동이 될 수 있다.

　많은 연구 결과에서 무산소 운동보다 유산소 운동을 하는 것이 상대적으로 더 많은 건강 효과를 얻을 수 있다고 말한 바 있다. 독자들 역시 대부분 〈무산소 운동=근력 운동〉이라는 생각을 했을 거로 여겨 의도적으로 그렇게 말한 것이다. 비슷한 시간을 투자했다는 가정하에 흔히 우리가 알고 있는 유산소 운동이 역기나 기구를 활용하여 근육을 키우는 운동보다는 건강 증진에 더 효과적인 것은 맞는다. 근력 운동이 건강에 효과가 없다는 뜻이 아니라, 말 그대로 유산소 운동이 주는 건강 이득이 더 많다는 뜻이다.

　순간적으로 많은 양의 에너지가 요구되는, 말 그대로 짧은 시간일지라도 〈초고강도〉로 수행하는 〈무산소형 유산소 운동〉은 최고의 건강 효과를 선사한다. 30초간 폭풍 질주하기, 1층에서 20층까지 2분 내 쉬지 않고 계단으로 뛰어 올라가기, 퍼스널 베스트를 달성하겠다는 마음으로 25m 레인 수영하기 등 이런 운동들은 분명 우리가 아는 가장 대표적 유산소 운동이지만, 짧은 시간 동안 내가 가진 모든 힘을 폭발시키며 행한다면 무산소형 유산소 운동이 된다. 건강해지기 위해서 더 많이, 더 힘들게, 그리고 더 자주 해야 하는 운동 법칙 중 가장 중요한 요소는 단연코 〈더 힘들게〉이다. 운동 시간, 강도, 빈도 모두 다 증가할수록 더 많은 건강 이득을 얻을 수 있지만, 증가시켰을 때 다른 요소보다 더 큰 이득을 볼 수 있는 요소가 바로 〈강도〉이다.

따라서, 자신이 가진 모든 것을 폭발시키는 무산소형 유산소 운동은 최고 운동법이다. 물론, 〈30초간 폭풍 질주하기〉가 건강 증진에 가장 좋은 무산소형 유산소 운동이라고 해도, 단 1회로 끝낸다면 큰 효과를 보기 어렵다. 저렇게 질주했다면, 정말 내가 가진 모든 힘을 폭발시켜 달렸다면 숨을 고르고, 시야를 다시 회복하고, 팔다리 저리는 걸 회복하는 데 아마 몇 분간은 족히 걸릴 것이다. 자, 그럼, 이제 다시 한번, 조금 쉬고 나서 다시 한번, 쉬었으면 다시 한번, 이렇게 몇 번을 반복하면 진정한 건강 이득을 얻을 수 있다.

고강도 간헐적 트레이닝, 가장 효율적인 건강 운동법

심장이 터질 것처럼 힘들게 짧게 운동하고 쉬고, 다시 반복하는 방식의 운동을 고강도 간헐적 트레이닝, 혹은 고강도 인터벌 트레이닝HIIT이라고 부르는데, 이 전형적인 무산소형 유산소 운동 방법이 엘리트 운동선수들의 체력 증진은 물론 일반인들(남녀, 청년, 중년, 장년, 노년), 그리고 우리가 생각할 수 있는 모든 질병을 앓고 있는 환자들의 건강 증진에 가장 효과적이라고 알려져 있다. 보통 30초, 60초, 1분, 2분, 4분 등 일정한 시간을 정하고 그 시간 동안 모든 힘을 쏟아부으며 쉴 새 없이 운동하고, 운동한 시간만큼, 혹은 그보다 1.5배 정도 길게 쉬기를 여러 차례 반복하는 HIIT가 기존의 어떤 운동 방법보다 더 〈효율적〉인 것은 사실이다. 〈효율적〉은 노력에 비하여 얻는 결과가 크다는 뜻이다.

예를 들어, A와 B가 비슷한 시기에 운동을 시작했다고 가정해 보자. A는 60초 동안 폭풍 질주하고 90초를 쉬기를 10번 반복하는 초고강도 HIIT를 주 3회 12주 동안 실시했고, B는 중간 강도로 30분간 쉬지 않고 달리는 운동을 주 5회 12주 동안 실시했다. 유전적 요소나 개인 특성에 따라 차이가 있겠지만, 학문 보고에 근거하여 과학적 추론을 해보자면, (60초+90초)×10회×주 3회, 휴식 시간 포함하여 주 4,500초(75분) 운동한 A가 (30분×60초)×주 5회, 휴식 시간 없이 주 9,000초(150분) 운동한 B에 비해 체력과 건강이 더 발전했을 것이다. 휴식 시간을 포함하여 딱 절반의 시간 투자로 더 큰 이득을 봤으니 당연히 A가 더 〈효율적〉으로 운동했다고 말할 수 있다. A는 더 짧게 운동했다고 해도 체력과 건강이 더 좋아지는 지름길을 택한 셈이다.

누구나 더 빨리 건강해지고 싶어 한다. 그렇다 보니, 많은 사람이 어떻게 하면 더 살이 잘 빠지는지, 어떻게 하면 더 빨리 건강해지는지 찾고자 인터넷을 헤맨다. 그런 사람들에게 이 HIIT라는 지름길이 매력적으로 다가오겠지만, 이 지름길은 저기 예쁜 꽃이 보이는 가시밭길이다. HIIT는 나의 체력 한계 수준의 100퍼센트에 가깝게 몰아넣기에 자기 몸에 엄청난 스트레스를 준다. 운동이란 세포들의 평형 상태를 깨뜨리는 스트레스이지만, 이 스트레스를 극복하고 다시 항상성을 유지하려는 인체의 방어적 기전을 발동시킴과 동시에 발전시켜 결국 자기 몸이 항상성 유지를 더 잘할 수 있게 진화한다. 그리고 스트레스가 강할수록(운동 강도가 증가할수록) 항상성을 유지할 수 있는 능력이 더 커진다.

하지만 경험하지 못한 큰 스트레스가 갑자기 생기면, 부상의 위험이 크게 증가하고, 인체의 다양한 시스템이 제대로 대응하지 못해 되레 문제가 발생할 수 있다. 특히 고령층에서는 이런 현상이 더 증가한다. 예쁜 꽃을 더 빨리 감상하고 싶어 서둘러 택한 지름길이, 가는 길목마다 튀어나와 있는 커다란 가시에 의해 큰 상처를 입고, 결국 꽃 감상을 포기할 수 있다. HIIT는 운동의 최종 목표가 되어야 한다. 낮은 강도, 중간 강도, 고강도 운동에 적응되고, 그만큼 자신이 건강해졌다고 느껴지고, 더 건강해질 수 있다는 자신감이 있을 때 자신만의

HIIT를 만들자.

요즘은 남녀 모두 근육질 몸매를 선호하는 경향이지만 근육이 많다는 것 자체가 건강함을 보장하지는 않으며, 근육 대 지방의 비율이 높아야 건강을 약속받을 수 있다. 또, 근력 운동을 통해 얻을 수 있는 건강 이득은 유산소 운동에 비해 덜하고, 근력 운동으로 근육량이 늘어났다고 해서 기초 대사량이 높아져 살이 더 잘 빠지거나 근력 운동만으로 체중 감량, 혹은 지방 감량을 이뤄 내기는 부족하다는 연구 결과들을 생각하면, 운동을 통해 건강 효과는 물론 시각적(미용상) 효과를 제대로 보기 위해서는 유산소 운동과 근력 운동을 병행하는 것이 좋다. 운동이나 식단 조절을 딱히 하지 않았음에도 선천적으로 근육 대 지방의 비율이 높고 건강하기까지 한 사람을 찾기란 거의 불가능하다. 그러니 그들을 부러워하기보다는 현실적으로 할 수 있는 일을 하자.

사실 근육을 만드는 일은, 특히 다양한 매체를 통해 접할 수 있는 유명인사들의 프로필 사진에서 볼 수 있는 근육질 몸매를 만드는 일은 결코 쉬운 일이 아니다. 지금의 몸에 근육을 조금 더 붙이거나 활력을 불어넣는 톤 업 정도야 꼭 바벨이나 기구를 사용하지 않는다고 해도 본인의 노력에 따라 얼마든지 가능하지만 말이다.

이제 독자들은 〈가능한 한 더 많이, 더 힘들게, 그리고 더 자주〉 운동하라는 말을 뇌리에 새겼을 듯하다. 큰 근육을 가지고 싶고, 지금보다 훨씬 더 많은 양의 근육을 만들고 싶다면, 유산소 운동과 마찬가지로 근육 운동 역시 더 많이, 더 힘들게, 그리고 더 자주 해야 하며, 특히 근육에 가해지는 부하를 더 증가해 가며, 강도를 증가시켜 더 힘들게 하는 것이 핵심이다. 그렇다 보니, 덤벨이나 기구 등을 활용하여 근육을 키우는 것을 근력 운동의 정석으로 생각하는 사람들이 많다.

외부적인 도구를 사용하여 운동하려면 특히 여성들이나 근력이 떨어지기 시작한 중년과 장년들은 정확한 도구 사용법을 모르거나, 부상에 대한 두려움 때문에, 제법 비싸고 부담스러운 PT를 받아야만 운동을 제대로 할 수 있다고 생각하기 쉽다. 하지만 개인적인 취향과 도전 정신이 강하게 작용하여 크고 우람한 근육질 몸매를 만들어야 하는 경우가 아니라면, 지금보다 더 건강해지고, 지금보다 조금은 더 발전된 외형을 위한 것이라면, 장소에 크게 구애받지 않고 얼마든지 가능하다. 코로나19 이후 홈 트레이닝을 소개하는 콘텐츠들이 크게 인기를 끌고 있어, 약간의 인터넷 검색 능력만 있다면 누구나 집에서 간단하지만 효과적인 근력 운동을 찾아볼 수 있다.

우리가 살아가는 데 발달된 근육을 가지고 있는 것은 여러

모로 유용하다. 오랫동안 자립적이고 기능적인 삶을 살아가고 싶다면, 넘치는 근육은 아니더라도 일정 근육량과 기능을 유지해야 하므로, 아무리 근력 운동이 유산소 운동에 비해 건강 증진 효과가 상대적으로 덜하다고 해도 꼭 필요하다. ACSM에서는, 근육량을 보존하고 기능적인 삶을 영유하기 위해서는, 1주일에 최소 2번, 주요 근육군을 위주로 운동할 것을 추천하고 있다. 주요 근육군이란, 가슴, 등, 팔, 복부, 다리, 그리고 어깨, 즉 전신 모든 근육을 말한다. 온몸의 근육을 주 2회 모두 고르게 잘 단련시키라는 말인데, 각각의 근육군을 따로따로 단련하려면 많은 시간과 노력이 필요하다. 그리고, 더 큰 건강 이득을 가져다주는 유산소 운동도 꼭 해야 하는데, 이 모든 걸 다 하려고 생각하면 솔직히 막막할 수도 있다.

지금 바로 할 수 있는 서킷 트레이닝

개별 주요 근육군에 맞춤 운동과 별도로 유산소 운동도 더 많이, 더 힘들게, 그리고 더 자주 한다면 정말 더할 나위 없이 좋겠지만, 그럴 수 없는 이들에게 추천하는 유산소 운동과 근력 운동의 장점을 모아 가장 〈효율적〉으로 건강해질 방법은 서킷 트레이닝이다. 서킷 트레이닝이란 대략 10개 정도의 근력 운동을 조합하여 하나의 서킷을 구성한 뒤, 이 서킷에 포함된 운동을 차례대로 쉬지 않고 빠르게 시행하는 운동 방법이다. 빠르고 반복적인 근수축에 필요한 에너지와 물리적 힘을 만들기 위해 우리 몸은 근육을 전체적으로 발달시켜야 하고, 심장 기능, 혈액 순환 기능, 내분비 기능, 그리고 에너지 생산 체계를 발달시켜야 하며 운동이라는 스트레스로부터 우리 몸을 보호하기 위한 다양한 체계(면역, 항산화, 항염 체계 등)를 활성화해야 한다.

달리기나 자전거 타기와 같은 전형적인 유산소 운동법은 특정 근육군(다리)에 부하가 치중되지만, 서킷 트레이닝은 발달시키고 싶은 모든 근육군에 적합한 운동을 적용함으로써 전신 근육을 발달하게 한다. 서킷에 포함된 운동은 대략 60초 정도로 설정한다. 예를 들어, 뒤꿈치 들기, 윗몸 일으키기, 제자리 뛰기 등의 순서로 서킷을 구성했다면, 뒤꿈치 들기를 60초 동안 쉼 없이 할 수 있는 만큼 한 뒤, 바로 윗몸 일으키기를 60초 동안, 그다음 제자리 뛰기를 60초 동안 할 수 있는 만큼 최선을 다해서 하는 것이다. 만약 자신이 구성한 서킷에 10개의 운동이 포함되어 있다면, 60초×10종, 총 600초(10분)의 운동을 하게 되는 것이다. 이렇게 서킷의 모든 운동이 끝나는 1세트를 완성했다면, 잠시 휴식 후에 다시 한번 2세트에 도전하고, 그래도 체력이 남아 있다면 3세트에 도전하면 된다. 아마 대부분은 세트가 끝날 때마다 유산소 운동을 막 끝냈을 때처럼 가쁜 숨과 쏟아지는 땀을, 그리고 근력 운동을 막 끝냈을 때처럼 전신 근육의 떨림이 느껴질 것이다.

이렇게 힘든 운동이라면 운동 초보자나 중장년은 체력이 어느 정도 올라올 때까지는 지양해야 하는 것이 아니냐고 생각할 수 있지만, 서킷 트레이닝의 강점은 내 체력 수준에 맞게 맞춤형 구성을 할 수 있다는 것이다. 대략 10개 정도의 근력 운동을 조합하고, 1개의 운동당 60초를 반복하고, 서킷을 총 3번 반복하라는 예시는 말 그대로 예시일 뿐, 실제 운동하는 사람의 상태에 따라서 얼마든지 조절할 수 있다. 운동 초기에는 5개의 운동을 서킷에 포함하거나, 각각의 운동을 60초가 아닌 45초 혹은 30초 동안만 반복하고, 3세트가 아닌 2세트만 반복해도 무방하다. 다만, 어떤 방식으로 운동하든 각각의 운동엔 최선을 다해야 한다. 단, 규칙은 지켜야 한다. 정해진 시간 동안 최선을 다할 것, 특정 근육군에 집중하는 것이 아닌 전신 근육을 고루 활용할 수 있는 운동일 것, 그리고 〈가능한 한 더 많이, 더 힘들게, 그리고 더 자주〉 할 것이라는 규칙이다.

서킷에 뒤꿈치 들기를 포함하고 이를 45초 동안 반복하기를 계획했는데, 20초 정도 해보니 하체 근육에 힘이 빠지는 것 같아 다음 단계로 넘어가서는 안 된다. 45초 동안 쉼 없이 뒤꿈치 들기를 반복할 수 있다면 좋겠지만, 만약 계획과 달리 너무 벅차다고 해도, 뒤꿈치 들고 내리는 속도를 조금 줄이거나 중간에 잠깐 쉴지언정, 45초 동안은 어떻게든 버티도록 최선을 다해야 한다. 그런데 만약 45초가 정말 스틱스강을 건너는 것처럼 괴로웠다면, 운동 시간을 30초로 줄여도 무방하다. 단, 30초란 시간 동안 최선을 다해서 운동해야 한다는 규칙만 지키면 말이다.

운동하다 보면, 자신이 더 발전시키고 싶은 부위나 운동했을 때 상대적으로 느낌이 더 좋은 근육군에 치중하는 경우가 많다. 하지만, ACSM의 권고처럼 건강해지고 기능적인 삶을 위해서는 전신 근육을 모두 발달시켜야 하므로, 한 서킷 안에 가슴, 등, 팔, 복부, 다리, 그리고 어깨를 자극할 수 있도록 다양한 운동으로 채우는 것이 필요하다. 각 근육군에 대한 운동을 1개씩 포함한다면, 한 서킷은 최소 6개 이상의 운동으로 구성하는 것이 바람직하다. 이러한 규칙을 지켜 서킷을 구성하고 운동하다 보면, 어느덧 체력과 건강이 좋아지고 과거에 비해 한결 훌륭해진 자신을 발견하게 될 것이다. 이제는 마지막 규칙을 지킬 차례이다. 과거에 비해 지금의 나는 확실히 더 건강해졌지만, 우리는 더 건강해질 수 있다. 나만의 서킷에 더 많은 운동을 넣고, 운동 시간을 조금 더 늘리고, 정해진 시간 동안 운동 반복 횟수를 더 늘리고, 서킷을 여러 번 반복해서 가능한 한 더 많이, 더 힘들게, 그리고 더 자주 운동하는 것 이다.

만능 호르몬, 마이오카인

최근 근육이 어느 때보다 더 주목받는 이유를 마이오카인, 근 육에서 분비되는 단백질, 즉 근육 호르몬 때문이라고 설명한 바 있다. 아이리신이라는 단백질을 필두로 아직 밝혀지지는 않았지만 수십, 혹은 수백 가지의 단백질이 근육에서 운동의 전령들이 분비되어 우리를 더 건강하게 만들어 준다는 사실 때문이다.

그런데 근육에서 분비되는 마이오카인을 근육의 전령이 아 닌 〈운동의 전령〉이라고 개인적으로 부르고 싶은 이유는, 근 육이 많다고 해서 마이오카인이 무조건 더 많이 분비되고 더 건강해지는 것이 아니라, 운동함에 따라 근육에서 분비되기 때문이다.

근육을 수많은 이로운 호르몬을 저장하고 있는 곳간, 그리 고 곳간의 문을 열 수 있는 유일한 열쇠가 운동이라 표현했는 데, 곳간이 제아무리 귀하고 중요한 물건들로 가득 채워져 있 다고 해도 제때 곳간을 열지 못해 필요한 물건을 꺼내 쓰지 못

한다면 곳간이 존재할 이유는 없을 것이다. 그러나 제때 곳간을 열어 필요한 물건을 적시 적소에 사용할 수 있다면 그 곳간은 고귀한 장소가 된다. 그렇다면, 우리가 근육을 어떻게 활용할 것인지에 대한 답은 명확하다. 마이오카인의 곳간인 근육의 문을 운동이라는 열쇠로 열면 된다.

앞으로 훨씬 더 많은 연구가 있어야 하겠지만, 지금까지 밝혀낸 마이오카인들은 우리를 더 건강하게 만들 가능성이 충분하다고 여겨진다. 그러므로 기왕 운동한다면, 마이오카인에 대해 접해 본 사람이라면, 어떤 운동을 해야 더 효율적으로 마이오카인을 분비할 수 있을지 궁금할 것이다.

유산소 운동, 근력 운동, 혹은 이 두 가지 운동 효과를 동시에 얻을 수 있는 서킷 트레이닝의 저강도, 중간 강도, 고강도, 초고강도 중 과연 어떤 방법일까? 마이오카인이 근육에서 분비되는 단백질인 만큼 근력 운동이, 그리고 운동은 힘들게 할수록 건강 증진 효과가 더 크다고 했으니 〈초고강도〉 운동이 가장 적합하다.

일정 시간 동안 근수축을 반복하면 근육에서는 마이오카인이 분비된다. 이와 관련하여 아직 많은 연구가 진행되었다고 할 수는 없지만, 적어도 어떤 형태든 운동을 꾸준히 한 사람들의 근육은 마이오카인을 보상으로 제공받는다. 다만, 마이오카인이 운동의 전령인 만큼, 운동의 기본 법칙을 따라야 한다. 즉, 가능한 한 더 많이, 더 힘들게, 그리고 더 자주 운동할수록 더 많은 마이오카인이 분비되어 우리의 건강과 행복을 책임질 것이다.

근육과 영양

정혜경

1
근육과 관련된 영양소들

근육 성장의 기본은 운동과 영양

〈건강〉은 현대 사회에서 가장 보편적인 화두이다. 누구나 새해가 되면 체중을 줄이겠다, 규칙적인 운동을 하겠다, 식사량을 줄이고 건강식을 실천해 보겠다 등 건강을 위한 새로운 목표를 세우고 실천을 다짐하게 된다. 지금보다 건강한 몸을 원하거나 남들이 부러워할 만큼 멋지고 보기 좋은 몸을 만들고 싶다면 운동과 함께 반드시 실천해야 하는 것이 올바른 식사 방법이다. 대학생 시절 처음으로 영양학이란 학문을 공부했을 때 나이가 지긋하신 노교수님이 칠판에 〈You are what you eat〉라는 한 문장의 글을 쓰며 수업을 시작한 기억이 있다. 〈우리 몸은 우리가 섭취하는 것으로 만들어진다〉는 의미의 이 짧은 문장은 우리가 매일 섭취하는 식품에서 얻어지는 영양소들이 우리 몸에 미치는 의의와 중요성을 가장 명료하게 설명한 문장이 아닐까 싶다.

3부에서는 더욱 튼튼한 근육을 만들기 위해 기본적 토대가 될 식사 방법에 관해 설명하고자 한다. 기본적인 영양적 지식과 식사 비결을 잘 기억해 둔다면 지금보다 좀 더 근사한 몸을 만들 수 있을 것이다. 또한 근육 성장을 위해 가장 기본이 되는 것도 운동이다. 적절한 근육 운동을 한다는 전제하에 근육을 더 효과적으로 키우기 위해서는 어떻게 식사하는 것이 좋을까. 우리가 건강을 유지하기 위해서는 물론 다양한 필수 영양소들이 기본적으로 모두 필요하다. 그러나 특히 운동을 담당하는 근육이라는 기관에서 생각해 보면 특별히 더 중요한 영양소가 있을 것이다. 많은 학자가 영양이 근육량, 근육 강도, 근육 기능에 영향을 미친다는 사실을 연구로 증명해 왔다.

수많은 영양소 중 근육에 가장 중요한 영양소는 〈단백질〉이다. 근육이 성장하는 원리를 아주 간단하게 설명하면 한마디로 〈근섬유의 손상 및 재생〉이 반복되는 과정인데 다음 그림에서 보는 것처럼 우리가 힘들게 운동하고 나면 근섬유가 손상되고, 그 후에 우리 몸의 새로운 위성 세포와 단백질이 손상된 근육 부위에 붙어서 손상된 부분을 보수하게 된다. 그 결과로 근육이 재생되면서 근섬유의 부피가 결과적으로 커지는 것이 바로 근육이 성장하는 과정이다. 따라서 근육 성장을 위

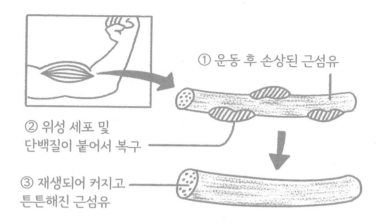

① 운동 후 손상된 근섬유

② 위성 세포 및
단백질이 붙어서 복구

③ 재생되어 커지고
튼튼해진 근섬유

해 단백질은 기본적인 재료가 되는 필수 역할을 한다. 단백질
외에 다른 영양소로는 비타민 D, 항산화 영양소, 오메가-3 불
포화 지방산 등이 근육 건강에 유용한 역할을 하는 것으로 알
려져 있고 식품으로는 유제품 섭취가 도움이 되는 것으로 연
구 결과들이 발표되고 있다.

　최근에는 근육에서 분비되는 물질인 마이오카인에 관한 연
구가 진행되면서 마이오카인 분비를 최적화하기 위해서는 어
떤 영양소를 섭취해야 하는가에 대해서도 여러 연구가 시도
되고 있다. 다만 이제 시작 단계에 있으므로 마이오카인 분비
에 도움이 되는 영양소가 어떤 것인지 아직은 정확한 결론을
얻기는 어렵다. 이를 위해서는 더 많은 연구 결과가 축적되어

야 한다. 그러나 이제까지 보고된 연구 결과들을 살펴보면 마이오카인에 도움이 되는 영양적 요인으로는 열량 제한 식사, 프리바이오틱스와 프로바이오틱스, 오메가-3 불포화 지방산, 폴리페놀 등이 효과가 있는 것으로 알려져 있다. 그러면 이제부터 몸의 근육과 마이오카인을 증가시킬 영양소 및 식품에 관해 하나씩 자세히 알아보도록 하자.

2
단백질

근육에 가장 중요한 영양소

다들 알고 있는 것처럼 근육이 성장하기 위해서는 무엇보다도 근육의 재료인 단백질 섭취가 중요하다. 튼튼한 집을 지으려면 단단한 벽돌이 있어야 하는 것과 같은 이치이다. 다음 그림에서 보듯이 근육량을 증가시키고 탄탄한 근육을 가지려면 규칙적인 운동과 함께 단백질을 적절히 섭취하는 것이 가장 기본이다. 그런데 우리는 단백질을 섭취하는 데 있어서 크게 두 가지 문제를 고민해야 한다. 첫째는 양적으로 〈얼마큼 먹을 것인가?〉이고, 둘째는 질적으로 〈어떤 단백질 식품으로 먹을까?〉이다. 양적인 측면과 질적인 측면에서 단백질을 적절히 먹어야 효과적이기 때문이다. 이제부터 단백질이란 어떤 영양소인지 알아보고, 어떻게 섭취하는 것이 건강한 근육을 성장시키는 데 도움이 되는지 해답을 찾아보자.

〈단백질 섭취와 신체 활동〉

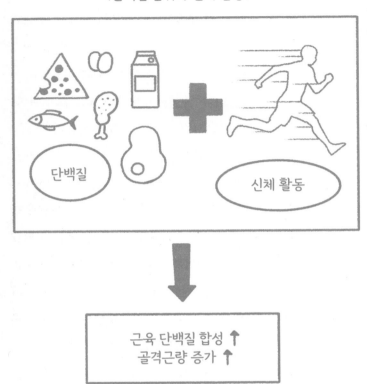

단백질의 역할

우리 몸에 유용한 생리 기능 역할을 하는 영양소는 총 50여 종이 있으며, 이를 크게 6대 영양소로 분류한다. 그중 가장 중요한 영양소가 단백질이다. 단백질protein이란 용어가 그리스어로 〈으뜸가는〉, 〈제일가는〉이라는 뜻의 proteios로부터 유래되었다는 것을 생각하면 얼마나 중요한 역할을 하는지 알 수 있다. 단백질은 마치 뮤지컬 주연 배우와 같다. 뮤지컬 배우가 무대에서 연기, 노래, 춤 등을 멋지게 해내듯이 그만큼 체내에서 다양하고 중요한 역할을 하며, 주연 배우가 관객들의 가장 많은 관심과 환호를 받는 것처럼 으뜸으로 주목받는다. 내가 임상에서 환자에게 요구되는 영양소 필요량을 결정할 때도 가장 먼저 고려하는 것이 단백질이다. 그런데 왜 이토록 단백질을 중요하게 여기는 것일까?

단백질은 우리 몸의 구성 성분으로 체중의 16퍼센트나 차지한다. 특히 근육을 구성하는 주된 성분으로 성인은 10일마다 절반 이상의 세포가 교체되는데, 이 재료가 되는 것이 단백질이다. 또 단백질은 우리 몸에서 분비되는 수많은 효소, 호르몬, 항체 등을 합성하는 재료로도 사용된다. 이외에도 체액의 산 염기 균형을 유지하는가 하면 탄수화물이나 지질이 충분한 에너지를 공급하지 못할 때 우리의 체내 조직 구성이라는 주요 역할을 포기하고 에너지를 공급하는 지원군 역할을 하는 등 다재다능하다. 단백질의 역할 중 가장 대표적인 것은 신체 구성의 주요 성분 중 근육을 구성하는 재료로 쓰이는 것이

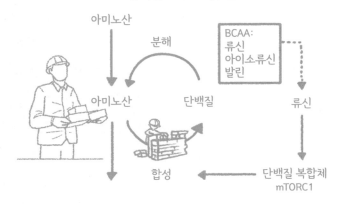

〈단백질의 구조 및 분해〉

다. 부위에 따라, 재료에 따라 차이가 있지만 근육은 대략 70퍼센트가 물이고, 22퍼센트가 단백질, 그리고 8퍼센트는 탄수화물과 지방으로 구성되어 있다. 단백질이 근육의 4분의 1 정도를 구성하고 있으니 적절히 근육을 만들기 위해 당연히 신경 써야 할 영양소이다. 운동을 열심히 하고 근육이 탄탄한 멋진 몸을 만드는 데 관심이 있는 사람이라면 단백질을 적절히 섭취해야 한다는 사실을 누구나 알고 있을 것이다. 그러나 단백질은 구체적으로 어떻게 섭취해야 하는 것이 효과적일까? 얼마나 섭취해야 하고, 또 어떤 식품으로 섭취해야 하는 것일까? 이 구체적인 질문에 관해 답하는 것은 쉽지 않다.

단백질의 필요량

단백질을 구성하는 원소를 분석해 보면 탄수화물이나 지질과 다른 점이 발견된다. 탄수화물이나 지질이 탄소, 수소, 산소, 세 가지로 구성된 것에 비해 단백질은 탄소, 수소, 산소 외에 질소를 포함한 네 가지 원소로 구성되어 있다. 추가로 질소를 가지고 있다는 독특한 특성 때문에 단백질은 실험적으로 우리 몸의 필요량이나 체내 단백질 상태를 비교적 정확하게 평가할 수가 있다.

질소는 단백질에만 함유되어 있으므로 우리가 섭취한 질소량과 우리 몸 밖으로 배출되는 질소량을 평가하면 우리 몸에서 단백질이 적절한 상태인지를 알 수 있는 것이다. 이를 〈질소 평형nitrogen balance〉 평가라고 한다. 우리 몸에 질소가 유입되는 경로는 (탄수화물과 지방에는 질소가 없어서) 유일하게 단백질을 섭취하는 경우일 뿐이다.

단백질 중에 대략 6분의 1 정도가(정확하게는 6.25분의 1이다) 질소로 구성되어 있기에 단백질 섭취량을 6.25(질소 계수)로 나누면 우리 몸에 들어온 질소량을 계산할 수가 있다. 질소 섭취량은 62.5g(단백질 섭취량)/6.25(질소 계수)=10g(질소 섭취량)으로 계산한다. 예를 들어 하루에 단백질을 62.5g 섭취했다면 10g 정도의 질소가 내 몸에 들어온 것이다. 이 질소는 앞에서 설명한 단백질의 역할, 근육을 만들고 주요한 호르몬이나 효소, 항체 생성 등을 담당한다.

우리 몸에서 뮤지컬 주연 배우와 같은 다양한 역할을 마친 질소는 주로 소변을 통해 배출된다. 따라서 하루 동안의 소변을 모아서 질소량을 분석하면 우리 몸 밖으로 배출되는 질소량을 알아낼 수가 있다. 체격이나 나이, 식사 구성에 따라 차이가 있지만 일반적으로 대략 5~10g 정도의 질소가 소변을 통해 우리 몸에서 배출된다.

질소는 소변 외에도 대변이나 땀을 통해 소량 배출된다고 알려져 있는데, 이는 하루 총 2g 정도로 소변 배출량에 비하면 매우 적은 양이다. 따라서 소변 내 질소량에 2를 더하여 대략 1일 질소 배출량으로 추정한다. 우리가 단백질을 양적으로 적절히 먹었는지에 관한 정확한 답은 질소 섭취량과 질소 배출량을 비교하여 질소 평형을 평가하면 얻게 된다. 근육을 성장하게 하려면 질소 평형이 양의 값이 되는 것을 목표로 해야 한다. 쉽게 설명하면 내 몸으로 빠져나가는 질소량보다 더 많은 양의 질소를 단백질로 섭취해야 여분의 질소를 이용하여 내 몸 안에서 근육을 생성하는 데 사용할 수 있는 것이다.

〈질소 평형〉

질소 섭취량	=	질소 손실량
· 식이 단백질 섭취 =단백질 섭취량/6.25 (질소 계수)		· 소변(70~75%) · 대변(20%) · 피부 및 땀(소량 2~4%)

· 질소 섭취량
  62.5g(단백질 섭취량) / 6.25(질소 계수)=10g(질소 섭취량)
· 질소 손실량
  소변 질소량=6g / 대변 질소량=2g / 땀 질소 손실량=2g

  〈질소 섭취량(10g)-질소 손실량(10g)=질소 평형 상태=0〉

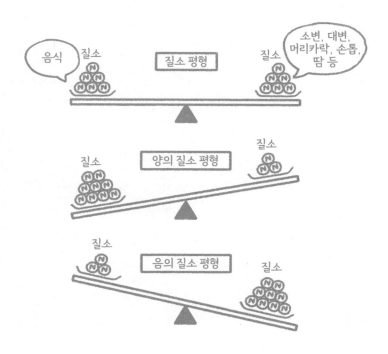

단백질은 얼마나 먹어야 하는가?

단백질은 질소 평형 검사를 통해 필요량을 비교적 정확하게 결정할 수 있지만 식사 조사와 소변 검사 등을 시행해야 하는 번거로움이 있다. 따라서 이미 일반인을 대상으로 시행된 질소 평형 검사들을 토대로 만들어진 공신력 있는 기관들의 지침 자료 등을 참고하여 쉽게 단백질 필요량을 추정할 수가 있다. 한국 영양학회에서 발표하는 한국인 영양 섭취 기준 2020년 자료에 따르면 20대 이상 한국 성인 남성은 평균적으로 1일 50g(평균 필요량)이 필요하고 여유 있게 65g(권장 섭취량) 섭취할 것을 권장하고 있다. 남성보다 체격이 작고 근육량이 적은 30대 이상 성인 여성은 평균적으로 1일 40g(평균 필요량)이 필요하고 여유 있게 50g(권장 섭취량) 섭취할 것을 권장하고 있으며, 20대 여성은 평균 45g(평균 필요량)이 필요하고 여유 있게 55g(권장 섭취량) 섭취할 것을 권장하고 있다. 그러나 영양 섭취 기준의 값은 단백질 결핍이 발생하지 않도록 하는 최소한의 단백질 필요 수준이라고 이해해야 한다. 만약 근육을 좀 더 키우고 탄탄한 몸을 만드는 것을 목표로 한다면 이보다 약간 더 많은 단백질을 섭취해야 한다.

단백질 필요량의 정의가 〈정상적인 신체 활동과 에너지 균형을 유지하는 상태에서 질소 배설량과 질소 섭취량이 평형

〈2020년 한국인 영양 섭취 기준〉

* 한국 영양학회

성별	연령	단백질(g/일)		
		평균 필요량	권장 섭취량	충분 섭취량
영아	0~5(개월) 6~11	 12	 15	10
유아	1~2(세) 3~5	15 20	20 25	
남자	6~8(세) 9~11 12~14 15~18 19~29 30~49 50~64 65~74 75 이상	30 40 50 55 50 50 50 50 50	35 50 60 65 65 65 60 60 60	
여자	6~8(세) 9~11 12~14 15~18 19~29 30~49 50~64 65~74 75 이상	30 40 45 45 45 40 40 40 40	35 45 55 55 55 50 50 50 50	
임신부		+12 +25	+15 +30	
수유부		+20	+25	

을 이루게 하는 최소 수준의 단백질량)이기 때문이다. 즉 영
양 섭취 기준에 맞게 섭취하는 것은 질소 평형을 제로 상태를
이루게 하는 값이므로 체내에 나머지의 단백질이 남지 않을
수도 있다. 더 많은 단백질을 섭취해서 질소 배설량보다 질소
섭취량이 더 많아지도록 해야 양의 질소 평형에 도달할 수 있
고 체내에 나머지의 단백질이 남아야 새로운 근육을 생성하
고 단단히 할 수 있다. 앞의 표를 참조하여 나이별, 성별로 제
시된 단백질 권장 섭취량보다 약간 더 많은 양을 섭취해야 한
다는 결론을 얻게 된다.

더 구체적으로는 나의 체중을 측정하고 체중 1kg당 단백질
필요량을 계산하는 방법이 있다. 이는 한국인 영양 섭취 기준
을 활용하는 것보다 나의 몸에 맞는 개별적인 단백질을 추정
하는 쉬운 방법이다. 체중당 단백질 섭취량은 0.8g/kg을 섭취
할 때 일반적으로 앞에서 설명한 질소 평형을 제로로 유지하
는 것으로 알려져 있다. 따라서 근육이 손실되지 않고 현 상태
를 유지하려면 최소한 0.8g/kg을 섭취하면 된다. 그러나 근육
이 현재보다 충분히 많아지게 하려면 이보다 많은 양인
1.2g~2.0g/kg을 섭취하면 된다.

예를 들어 보자. 나의 체중이 70kg이라면 최소한 1일 56g
(70×0.8로 계산한 값)의 단백질을 섭취하면 현재 근육량을

유지할 수 있고, 1일 84~140g 단백질을 섭취하면 현재보다 근육량이 증가하도록 충분한 단백질을 공급해 주는 것이다. 그런데 주의할 점이 있다. 단백질을 지나치게 과다 섭취하면 건강상 문제가 생길 수 있는데, 너무 많은 양의 단백질 섭취는 질소 처리를 담당하는 신장과 간 기능에 무리를 주어 이를 손상할 수 있기 때문이다.

2.0g/kg 이상 단백질을 섭취하는 것은 2.0g/kg의 단백질을 섭취할 때와 비교하여 질소 평형의 차이가 없다는 연구 결과가 있다. 이는 2.0g/kg보다 과다 섭취한 (나머지의) 단백질은 체내 근육으로 사용되지 못하고 소변을 통해 체외로 배출되며 불필요하게 간과 신장 기능을 지치게 할 뿐이라는 것을 의미한다. 따라서 단백질의 최대 허용량은 2.0g/kg까지이며 이 수준을 넘지 않도록 하는 것이 좋다.

단백질의 양적 필요량을 네 가지로 줄여 강조한다면 다음과 같다. 첫째, 근육량을 증가시키기 원한다면 체중 1kg당 1.2~2.0g 정도의 단백질을 섭취하는 것이 적절하다. 둘째, 최소한 체중 1kg당 0.8g의 단백질을 섭취해야 체내 근육 손실을 방지할 수 있다. 셋째, 신장 기능과 간 기능에 손상이 가지 않도록 단백질은 1kg당 2.0g을 넘지 않도록 섭취하는 것이 안전하다. 넷째, 고단백 식품인 소고기, 닭고기, 달걀, 해산물, 콩,

두부를 섭취하자. 이를 실천하기 위한 구체적인 방법이나 식단은 뒤에서 설명하겠다.

필수 아미노산

우리가 섭취하는 단백질의 종류는 매우 다양하다. 영양학적으로는 단백질을 평가할 때 단백질을 구성하는 아미노산으로 평가한다. 아미노산은 단백질을 구성하는 기본 단위로, 우리 체내에는 20여 개의 아미노산이 존재한다. 그런데 재미있는 것은 일부 아미노산은 체내에서 만들어지지 않기 때문에 우리가 식사로 반드시 섭취해야 하고 일부는 먹지 않아도 체내에서 다른 물질로부터 합성된다. 전자는 음식물로 꼭 섭취해야 한다는 의미로 필수 아미노산이라고 하고, 후자는 불필수 아미노산이라고 한다. 필수 아미노산의 〈필수〉라는 의미는 체내에서 생합성되지 않으므로 우리가 반드시 기억하고 식사에서 챙겨 먹어야 한다는 의미임을 기억하자.

필수 아미노산과 불필수 아미노산의 종류는 다음에 나오는 표로 제시한다. 단백질을 질적으로 평가할 때는 아미노산의 구성을 평가하며 필수 아미노산이 많이 함유되어 있을 때 질이 좋은 단백질이라고 한다. 그리고 생물가biologic value가 높다고 표현하기도 한다. 또 모든 필수 아미노산의 종류가 다

〈필수 아미노산과 불필수 아미노산의 종류〉

필수 아미노산	불필수 아미노산
페닐알라닌phenylalanine	글라이신glycine
트립토판tryptophan	알라닌alanine
발린valine	프롤린proline
류신leucine	타이로신tyrosine
아이소류신isoleucine	세린serine
메티오닌methionine	시스테인cysteine
트레오닌threonine	아스파르테이트aspartate
라이신lysine	글루타메이트glutamate
히스티딘histidine	아스파라긴asparagine
	글루타민glutamine
	아르기닌arginine*

* 때로 필수 아미노산에 포함되기도 함

포함되어 있고 그 함량도 충분하면 완전 단백질이라고 한다. 다시 말해, 식품 단백질의 질적 평가는 단백질을 구성하는 아미노산의 종류와 양에 의해 결정된다. 동물 단백질은 식물 단백질에 필수 아미노산 구성이 우수하고 함량도 높아 고생물가 단백질이며 고기와 달걀 등은 대표적인 완전 단백질 식품이다. 단백질의 공급원 식품 측면에서 볼 때, 일반적으로 동물 단백질이 콩 같은 식물 단백질에 비해 필수 아미노산 함량이 많고 소화도 더 쉬운 편이다.

한 연구에 의하면 식물 단백질의 단점을 보완하고자 콩 단백질 섭취량을 크게 증가시켜도 동물 단백질에 비해 단백질 합성에 쓰이기보다는 산화되어 에너지 공급원으로 사용되어 버리는 비율이 높으므로 효과적이지 않았다. 또 육류 단백질에는 필수 아미노산 외에도 크레아티닌, 카르니틴, 철분, 코발라민 등 근육 대사에 도움을 줄 수 있는 생리적 활성 영양소가 풍부하다는 장점이 있다. 따라서 근육을 효과적으로 많이 성장하고 싶다면 필수 아미노산이 충분히 함유된 고생물가 단백질 식품을 권장한다.

아미노산 공급에 따른 근육 성장이나 운동 효과에 관한 연구들을 살펴보면 다음과 같다. 한 건강한 성인을 대상으로 한 실험 연구에 따르면 저항성 운동 시행 후 6g의 필수 아미노산을 섭취하도록 한 그룹과 필수 아미노산 3g과 비필수 아미노산 3g 혼합물을 섭취시킨 그룹을 비교한 결과, 6g 모두 필수 아미노산을 섭취하면 2배 더 많은 근육 합성이 되었다는 연구 결과가 있다. 근육 성장을 위해서는 양적, 질적으로 필수 아미노산이 결핍되지 않도록 섭취하는 것이 가장 중요하다는 것을 이 연구 결과는 말해 준다.

또 다른 연구는 노화에 따른 근 감소증 경향을 보이는 노인들에게 류신 3g을 포함한 10~15g의 필수 아미노산을 매일 공급하면 젊은 성인과 유사한 수준으로 노화된 근육에서 단백질 합성을 유도할 수 있다고 보고한다. 이는 7g의 아미노산을 공급했을 때는 저조했던 단백질 합성 과정을 단백질 공급량을 대략 2배로 증가시킴으로써 근육 감소를 극복할 수 있다는 가능성을 보여 주는 연구이기도 하다.

따라서 노화에 따른 근육 감소를 최소화하면서 근육 단백질 합성을 최대로 끌어올리기 위해서는 필수 아미노산이 함량이 단백질을 충분히 섭취하는 것이 가장 중요한 식사 전략이라 할 수 있다. 그러나 실제로 일상적인 식사에서 필수 아미노산을 모두 만족하기는 쉽지 않다. 영양학적으로 일반인에게는 단백질 섭취의 3분의 1 이상을 동물 단백질로 섭취할 것을 권유하고 있다. 하지만 근육 성장을 고려한다면 이보다 높은 비율인 50퍼센트 이상을 동물 단백질로 섭취해야 근육 형성을 최적으로 끌어올릴 수 있다.

가지 사슬 아미노산 BCAA

앞에서 필수 아미노산의 개념에 관해 설명하고 근육을 성장시키기 위해서 그 어떤 영양소보다 중요하다고 강조하였다. 그런데 필수 아미노산 중 더욱 주목해야 할 아미노산 세 가지가 있다. 바로 가지 사슬 아미노산Branched-Chain Amino Acid, BCAA인 류신, 아이소류신, 발린이다. 가시 사슬 아미노산은 구조적으로 유사하여 경로가 대사적으로 같거나 공통되며, 공통된 기질에 대하여 특이성이 있는 효소로 변화한다. 세 가지 아미노산은 다음 그림에서 보는 것처럼 가지 모양을 하고 있으며 이를 합성하는 효소가 우리 몸에 없으므로 반드시 식사로 섭취해야 하는 필수 아미노산에 해당한다. 가지 사슬 아미노산은 독특하게 근육에서 주로 일한다. 유난히 근육에 가지 사슬 아미노산이 많은 양이 존재하며, 근육 단백질의 3분의 1을 가지 사슬 아미노산이 구성하고 있다.

우리 체내에는 스무 가지 종류의 아미노산이 존재하지만 근육 조직에서 산화되어 사용되는 아미노산은 많지 않으며 고작 세 가지 가지 사슬 아미노산과 알라닌, 글루타메이트, 아스파르테이트 정도만이 근육에서 주로 사용된다. 이 세 가지 가지 사슬 아미노산은 운동 중 특히 빠르게 산화되어 근육 에너지원으로 쉽게 사용되므로 근육을 성장시키는 데 중요한 역할을 한다. 또 류신, 아이소류신, 발린 세 가지 아미노산은 단백질 합성의 촉진제 역할을 하는 중요한 아미노산이다. 이들은 mTORC1(포유류 라파마이신 표적mammalian target of rapamycin의 약자로, 포유류 등 동물에게서 세포 내 신호 전

〈가지 사슬 아미노산의 구조〉

류신   아이소류신   발린

달에 관여하는 단백질 인산화 효소인 세린, 트레오닌 인산 가
수 분해 효소의 일종이다) 경로pathway라는 대사 경로를 촉
진하고 단백질 분해 효소인 프로테아솜을 방해하여 근육 단
백질 합성이 더 잘되도록 촉진하는 역할로 알려져 있다.

스웨덴 생리학자 군보르 알보리Gunvor Ahlborg 등의 연구
에 따르면 적절한 강도의 유산소 운동 때 가지 사슬 아미노산
은 운동하고 있는 근육으로 유입되지만, 다른 아미노산들은
주로 간으로 유입됨을 관찰하였다고 했다. 우리가 가지 사슬
아미노산을 섭취하면 처음부터 간보다는 근육으로 가서 대사
하므로 효과적으로 근육을 형성할 수 있게 된다. 바로 운동 시
에 운동 효과를 높이기 위해 가지 사슬 아미노산이 많이 함유
된 단백질 보충 제품을 선택하는 이유이다. 국제 스포츠 영양

학회에서도 가지 사슬 아미노산 함량이 높은 단백질은 근육 단백질 생성을 증가시킨다고 인정하며 운동 시 가지 사슬 아미노산 섭취를 권장하고 있다.

류신

가지 사슬 아미노산 중에서도 근육에 특별한 아미노산이 있는데 바로 류신이다. 근육의 열쇠라고 표현할 만큼 류신의 역할은 특별하다. 류신은 운동할 때 가장 효과적인 근육의 먹이가 되어 주고 근육이 새롭게 합성될 때 재료가 되어 준다. 류신이 새로운 근육의 합성을 주도하는 열쇠 역할을 할 수 있는 것은 류신이 발린이나 아이소류신보다 매우 빠르게 근육에서 산화되기 때문이다.

식사를 통해 섭취한 류신은 발린이나 아이소발린과 함께 간보다는 근육으로 유입되며 발린이나 아이소발린보다 근육에서 산화되는 비율이 압도적으로 높다. 이는 그만큼 근육이 효과적으로 힘을 내고 운동을 수행할 수 있게 하는 역할을 한다는 근거이다. 류신은 다른 아미노산에 비해 반감기가 매우 짧은 활동적인 아미노산인데, 예를 들면 라이신과 같은 아미노산은 반감기가 약 10시간으로 알려져 있는데 류신은 45분 정도이다. 그만큼 정적이지 않고 활발하게 우리 몸에서, 특히

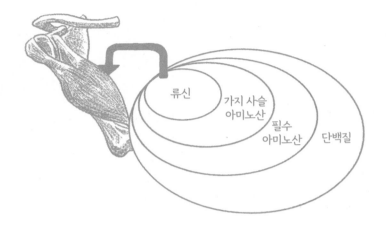

〈근육 증가를 위한 단백질과 아미노산의 개념〉

류신

가지 사슬
아미노산

필수
아미노산

단백질

근육에서 일하고 있다는 것을 의미한다.

다른 말로 류신을 〈단백질 합성의 스위치〉라고도 표현한다. 먼저 류신이 LRS라는 효소와 결합을 하면 mTOR 단백질 합성 조절 신호 전달 체계가 작동하게 된다. 근육 성장 과정을 한마디로 표현하면 류신에 의해 유도되는 LRS 신호 기전이 단백질 합성을 촉진한다고 요약할 수 있다. 국제 스포츠 영양 학회에 의하면, 전체 단백질 축적 및 단백질 회전율에 결정적 역할을 하는 것은 단백질의 류신 함량이라고 할 정도로 류신이 중요한 역할을 하고 있다. 최근 연구에 따르면 류신이 대사될 때 생성되는 중요한 대사 산물인 베타하이드록시-베타메

틸부티레이트β-hydroxy-β-methylbutyrate, HMB가 단백질 합성과 분해에 영향을 주는 것으로 밝혀졌다. 근육이 감소한 노인들에게 HMB를 공급한 결과 근육량 증가를 관찰할 수 있었고, 근 감소증 예방에 도움이 될 것이라고 한다.

일반적으로 운동을 시행한 후에 혈액에서 류신이 감소하며 근육에서의 류신 함량을 관찰되지 않는데 이는 그만큼 류신이 운동할 때 많이 사용된다는 것을 의미한다. 운동 시에 혈액 아미노산 수준을 관찰한 연구에 따르면 5~10퍼센트의 류신을 함유한 단백질 1.25g/kg을 섭취하며 5주간의 고강도 유산소 운동이나 근육 운동 후에 혈액 류신 수준을 관찰한 결과 공복 시의 혈액 류신 수준이 20퍼센트 정도 감소했다고 하였다. 이 실험 결과는 효과적인 근육의 단백질 합성을 위해 운동 시에는 류신 섭취량을 더욱 증가시켜야 할 필요가 있다는 것을 의미한다.

류신이 운동 효과에 미치는 영향을 규명한 다른 연구에 의하면 류신의 대표적인 대사 산물인 HMB를 1일 3g씩 대상자에게 섭취하게 하고 고강도 근육 운동(저항성 운동)을 시킨 결과 근육 함량이 증가하고 근육 강도도 증가시킬 수 있다고 하였다. 결과적으로 비만에 가장 문제가 되는 내장 지방을 감소시키며 운동 수행을 높은 수준을 끌어올리는 데 류신이 도움이 된다고 할 수 있다.

보건복지부의 2020년 한국인 영양 섭취 기준에 따른 류신의 섭취 권장 수준은 대략 남자의 권장 섭취량은 20~40세는 3.1g, 50~74세는 2.8g, 75세 이상 노인은 2.7g이며 여성의 경우 20대 2.5g, 50대 2.3g, 75세 이상은 2.1g이다. 단백질 내의 류신 함량은 그 범위가 다양하지만 대략 5~10퍼센트 정도로 알려졌다. 단백질을 100g 섭취한다면 5~10g 정도 류신을 섭취하게 되고, 단백질을 50g 섭취한다면 2.5~5g 정도의 류신을 섭취하게 되는 셈이다. 예전에는 체중 1kg당 14mg 정도의 류신을 섭취할 것을 권장하였으나 최근에는 근육에서의 류신 역할이 주목되면서 점점 섭취량을 증가시켜야 한다는 학자들의 주장이 있어 왔다.

주로 좌식 생활을 하는 경우 최소한 류신을 45mg/kg을 섭취하는 것이 좋고, 더 활동적으로 운동하는 경우라면 이보다 더 많은 양을 섭취해야 한다고 학자들은 주장한다(체중이 60kg인 사람을 기준으로 계산해 보면 2.7g 정도 섭취하면 되고 식사 단백질로 60g 정도 섭취하면 되는 양이다). 최근에 무려 3배 정도나 권장량이 증가할 만큼 류신이 근육에서의 주요 역할이 주목받고 있다(미국은 19세 이상의 성인은 체중 1kg당 42mg의 류신을 섭취할 것을 권장한다).

그러나 류신도 지나치게 많이 섭취해서는 안 된다. 체내에 니아신이 적으면 L-트립토판에서 니아신으로의 전환을 류신이 방해할 수 있어 과량의 류신 섭취가 니아신 섭취 부족인 펠라그라를 유발할 수 있기 때문이다. 또한 500mg 이상의 류신 섭취는 고암모니아 혈증을 유발할 수 있는 것으로 보고되기도 한다. 일반적으로는 류신 섭취에 문제가 없는 최대 수준을 500mg 정도로 제시하고 있다. 과량의 류신 섭취가 운동에 미치는 효과를 연구한 한 연구에서는 유산소 운동인 달리기 시행 50분 전에 체중 1kg당 200mg으로 류신을 섭취하면 운동 수행 능력에 별다른 효과가 없었다고 보고하였다. 모든 식품이 그러하듯 일정 수준보다 과량 섭취하는 것은 득보다 해가 될 수 있으므로 적정한 수준으로 섭취하면 좋겠다.

3
단백질의 섭취 전략

1. 질이 높은 단백질 식품을 충분히 섭취한다

우선 단백질이 풍부한 식품은 무엇일까? 단백질 식품에는 육류(소고기, 돼지고기, 닭고기 등), 해물류(생선, 오징어, 낙지, 조개 등), 콩류(콩, 두부, 비지), 달걀 등이 대표적이다. 따라서 식사 때마다 단백질 식품을 섭취하면 하루 동안 근육 성장을 위해 필요한 단백질을 충분히 섭취할 수 있다. 일반적으로 손바닥 반 크기 정도의 단백질 식품을 1일 3~6개 정도 섭취하면 단백질 필요량을 만족시킬 수가 있다. 더 자세한 단백질 식품의 종류와 손바닥 반 정도에 해당하는 양, 그리고 영양가는 다음 표에서 제시하였다. 체격에 따라 개인별로 다르지만 대략 체격이 작다면 손바닥 반만 한 크기 정도의 단백질 식품을 3~4개 정도, 체격이 크다면 5~6개 정도 섭취하면 충분한 양이라고 할 수 있다. 그런데 이왕이면 질이 좋은 단백질로 선택하여 섭취하는 것이 좋다. 질이 좋은 단백질이라는 것은 아미노산 조성이 우수해서 골격 형성에 필요한 아미노산 종류가 충족되고 양적으로도 충분히 함유된 것을 말한다. 고기, 달걀 등이 질이 좋은 단백질로 대표되는 완전 단백질 식품이다. 따라서 단백질 식품을 섭취할 때 고기와 달걀 등 질이 좋은 단백질이 최소한 50퍼센트 이상이 되도록 식단을 구성하는 것이 좋다.

또 아미노산 구성을 최적화하기 위해서는 한 가지 단백질 식품만 고집하기보다 다양한 완전 단백질 식품을 섭취하자. 운동하면서 근육이 커지도록 닭가슴살만을 매일 섭취하는 경우가 많은데 닭가슴살은 동물 단백질로 아미노산 조성이 우수하고 지방이 적어 포화 지방 섭취도 최소화하는 좋은 단백질 식품임에는 틀림이 없다. 그러나 매일 반복해서 섭취한다면 특정한 아미노산만 섭취하는 것이다. 고생물가 단백질인 닭고기, 달걀, 소고기 등을 번갈아 섭취하고 식단에서 50퍼센트 이상이 되도록 구성하되 다른 단백질도 혼합하는 방식으로 다양성을 추구하자. 근육을 위해 매일 닭가슴살처럼 같은 음식만 반복하여 먹는다면 스스로 먹는 즐거움을 빼앗는 것이다. 식사 시간이 즐겁고 맛있어야 오래도록 식사 요법을 지속할 수 있다는 것을 기억하기를 바란다.

〈어육류군: 저지방 1교환 단위의 양〉

(단백질 8g, 지방 2g, 에너지 50kcal)

식품명	무게(g)	목측량
· 고기류		
닭고기(껍질, 기름기 제거 살코기)	40	소 1토막(탁구공 크기)
돼지고기(기름기 전혀 없는 살코기)	40	로스용 1장(12x10.3cm)
소고기(사태, 홍두깨)	40	로스용 1장(12x10.3cm)
오리고기	40	
· 생선류		
가자미, 광어, 대구, 동태, 병어, 연어	50	소 1토막
조기, 참치, 코다리, 한치	50	소 1토막
· 건어물류 및 가공품		
건오징어채*	15	
게맛살	50	
굴비	15	2분의 1토막
멸치	15	잔 것 4분의 1컵
뱅어포	15	1장
· 기타 해산물		
굴	70	3분의 1컵
꽃게	70	소 1마리
낙지*	100	2분의 1컵
오징어*	50	몸통 3분의 1등분
중하*	50	3마리
조갯살	70	3분의 1컵

* 콜레스테롤 함량이 높은 식품

〈어육류군: 중지방 1교환 단위의 양〉

(단백질 8g, 지방 5g, 에너지 75kcal)

식품명	무게(g)	목측량
· 고기류		
돼지고기(안심)	40	로스용 1장(12x10.3cm)
햄	40	2장(8x6x0.8cm)
소고기(안심, 등심, 양지)	40	로스용 1장(12x10.3cm)
· 생선류		
갈치, 고등어, 꽁치, 삼치, 임연수어	50	소 1토막
청어, 훈제 연어, 장어*	50	소 1토막
· 가공품		
어묵(튀긴 것)	50	1장(15.5x10cm)
· 알류		
달걀*	55	중 1개
메추리알*	40	5개
· 콩류 및 가공품		
검정콩	20	2큰술
낫토	40	작은 포장 단위 1개
두부	80	5분의 1모(420g, 포장 두부)
연두부	150	2분의 1개
순두부	200	2분의 1봉(지름 5x10cm)

* 콜레스테롤 함량이 높은 식품

〈어육류군: 고지방 1교환 단위의 양〉

(단백질 8g, 지방 8g, 에너지 100kcal)

식품명	무게(g)	목측량
· 고기류 및 가공품		
닭고기(껍질 포함)*	40	닭 다리 1개
갈비(소갈비,* 돼지갈비)	40	소 1토막
비엔나소시지*	40	5개
베이컨*	40	1과 4분의 1장
삼겹살*	40	
· 생선류 및 가공품		
꽁치 통조림, 참치 통조림	50	3분의 1컵
치즈	30	1.5장

* 포화 지방산 함량이 높은 식품

2. 단백질 식품은 최대한 나누어 끼니 때마다 섭취한다

단백질을 한꺼번에 많이 먹는 것은 매우 효율적이지 않다. 양적인 면에서도 한꺼번에 섭취하는 것보다 여러 번 나누어 먹는 것이 부담이 없고, 또 소화 흡수 측면에서도 나누어 섭취하는 것이 소화 흡수가 쉽다. 당질이나 지질에는 없는 질소가 단백질에만 포함되어 있어 이 질소를 처리하기 위해서 당질 지질을 섭취했을 때보다 간과 신장이 더 많은 일을 해야 하므로 소화 흡수 과정이 복잡하고 부담스럽다. 따라서 한꺼번에 몰아 먹기보다 나누어 먹어서 부담을 줄이는 것이 좋고 소화 흡수율을 더 높일 수 있으며 근육 형성에 사용되는 비율을 최대화할 수 있다. 따라서 1일 단백질 요구량을 한 번에 먹기보다는 3번의 끼니로 고루 나누어 단백질 식품을 빠지지 않고 섭취하는 것이 효율적인 단백질 섭취 요령이 된다.

고생물가의 질이 높은 단백질을 끼니마다 25~30g 정도로 1일 3회 섭취하는 것이 근육의 단백질 합성을 최고로 끌어올리는 가장 좋은 방법이라는 것은 연구를 통해 입증된 사실이다. 따라서 매 끼니 단백질을 챙겨 먹는 것이 무엇보다 중요하다. 그런데 한국인의 경우 식습관을 관찰하면 단백질을 몰아먹는 경향이 있다. 아마도 한국인 대부분이 가족 모임이나 특별한 날 고기를 구워서 많은 양을 실컷 한꺼번에 먹고 평소에는 잘 먹지 않는 식으로 고생물가 단백질을 섭취하는 것이 일반적일 것이다. 식탁에 앉으면 반드시 확인하라. 단백질 식품이 한 가지는 있는가? 최소한 손바닥 반만큼 정도의 단백질 식품이 있어야 근육을 튼튼하게 하는 밥상이라 할 수 있다. 간단히 조리할 수 있는 삶은 달걀이나 달걀부침도 괜찮다.

3. 포화 지방을 제거하고 섭취하자

동물 단백질, 특히 육류는 질적으로 우수한 단백질이지만 포화 지방과 콜레스테롤이 많이 함유되어 있어 과량 섭취하면 혈액 내 콜레스테롤 수준을 상승시키고 심혈관 질환 위험을 높이는 역효과가 나타날 수 있다. 가능한 한 이러한 위험을 줄이는 방향으로 식사해야 하는데, 동물성 지방이 최대한 적도록 단백질 식품으로 섭취하자. 구체적인 예를 들어 실천 요령을 설명해 보면 다음과 같다. 우선 고기를 먹을 때 눈에 보이는 지방은 일단 제거하고 살코기 부위로만 섭취하면 좋다. 또 갈비찜 대신 사태찜으로 메뉴를 변경하거나 삼겹살 대신 목살로 섭취한다. 앞에서 제시한 단백질 식품에 대한 표를 보면 소갈비와 돼지갈비 40g의 에너지는 100kcal이지만 기름이 적은 사태는 40g당 50kcal이므로 칼로리를 반이나 감소시킬 수 있다.

닭고기 같은 가금류를 섭취할 때는 반드시 껍질을 제거하고 섭취하도록 하자. 이 역시 열량을 반으로 줄이는 방법이다. 단백질 표를 참조하여 고지방 어육류는 피하고 저지방 어육류를 주로 선택하며 중지방 어육류는 가끔 섭취하면 포화 지방이나 콜레스테롤 섭취를 최소화하면서 건강하게 단백질을 섭취할 수 있다. 또 이미 혈액의 콜레스테롤 수준이 높다면(일반적으로 총 콜레스테롤 200mg/dl 이상이거나 LDL 콜레스테롤 130mg/dl 이상인 경우) 단백질 표에 별도로 표시된 콜레스테롤 함량이 높은 달걀노른자와 장어 등과 같은 식품은

주 2회 이상 섭취하지 않도록 메뉴를 구성해야 한다.

4. 가지 사슬 아미노산과 류신이 함유된 식품을 섭취한다

류신이 많이 함유된 식품은 다음 표에서 보는 것처럼 단백질 식품들인데 특히 닭고기, 돼지고기, 생선(특히 참치), 두부, 캔 제품의 콩, 우유, 치즈, 달걀 등이 대표적이다. 표에 류신 함량 이 높다고 알려진 열 가지 대표적인 식품과 그 함량을 제시하 였다. 앞에서 설명한 것처럼 근육 합성의 스위치 역할을 하는 류신은 반드시 챙겨 먹어야 한다. 우유를 매일 한 잔씩 마시고 닭고기, 돼지고기, 생선, 두부, 콩 등의 단백질 식품을 1일 1회 는 메뉴로 반영해 보자.

5. 단백질 보충제

아마도 건강에 관심이 높고 운동을 열심히 하는 사람들이라 면, 특히 훌륭한 몸매를 위해 근육을 늘리고자 애를 쓰고 있다 면 한 번쯤은 단백질 보충제를 먹어 본 경험이 있을 것이다. 운동하면서 효과적으로 근육을 키우기 위해 단백질 보충제를 복용해야 한다면 어떤 제품을 골라야 할지 고민이 될 텐데, 시 중에는 너무 많은 단백질 보충제가 판매되고 있어서 선택하 기가 쉽지 않다. 우선 맛이 너무 달거나 좋다면 단백질 함량이

〈류신 함유량이 높은 공급원 식품 열 가지〉

(류신 2,730mg=일일 권장 섭취량의 100%(% RDI)

① 닭 다리 189% RDI(5,160mg) 구운 닭 다리당 475cal	② 소고기(스커트 스테이크) 183% RDI(5,007mg) 스테이크 170g당 456cal
③ 돼지갈비 165% RDI(4,501mg) 돼지갈비 1개 525cal	④ 참치 151% RDI(4,133mg) 소 토막 170g 313cal
⑤ 단단한 두부 128% RDI(3,508mg) 1컵 363cal	⑥ 강낭콩 통조림 61% RDI(1,674mg) 1컵 296cal
⑦ 우유 57% RDI(1,563mg) 480ml당 167cal	⑧ 저지방 리코타 치즈 56% RDI(1,531mg) 2분의 1컵 171cal
⑨ 호박씨 25% RDI(678mg) 28g 한 줌당 163cal	⑩ 달걀 20% RDI(538mg) 큰 알 1개 78cal

낮은 것을 의심해 보아야 한다. 순수한 단백질은 단백질 특유의 독특한 향미가 있는데 이는 그리 좋은 느낌의 향미는 아니므로 소비자가 섭취하기 쉽도록 제조 과정에서 단맛이나 인공적인 향을 첨가하게 된다. 지나치게 맛이 좋고 향이 좋다면 단백질 함량이 높지 않은 제품일 가능성이 있다.

또 동물성인지 식물성인지에 따라서 다음을 확인하는 것이 좋다. 동물 단백질 보충제의 경우 시중에 판매되는 제품 중 콜레스테롤 함량이 꽤 높은 제품이 있으므로 콜레스테롤 함량이 높지 않은지 확인할 필요가 있다. 또 평소 우유나 유제품을 먹으면 불편함을 느끼는 유당 불내증이 있다면 단백질 보충제 중 농축된 유청 단백질을 사용한 제품은 피하는 것이 좋다. 식물 단백질 보충제의 경우, 원료 중에 유전자 변형 농작물이 사용되었는지 확인할 필요가 있고 식물성 제품은 동물성 제품보다 용해성이 낮을 수 있고, 곡류 특유의 향이 있을 수 있다. 그러나 가격 면에서 경제적인 장점이 있으므로 선택하기 전에 이러한 점을 고려하는 것이 낫다.

6. 식물 단백질 보충제와 동물 단백질 보충제

단백질 보충제를 선택할 때 동물성과 식물성은 각각의 특성이 있다. 식물 단백질의 경우 가격이 싸다는 장점을 가지고 있으나 일반적으로 식물 단백질 식품은 동물 단백질 식품에 비해 질적인 측면에서 부족한 면이 있다. 그렇다면 식물 단백질 보충제가 단백질 보충제를 대체할 수 있을까? 이에 대해 결론적인 답변을 먼저 내려 보면 〈가능하다〉이다. 단백질 공급원 식품에 따른 총단백질에 대한 필수 아미노산의 비율을 평가해 보면 당연히 식물 단백질 식품들이 동물 단백질 식품들에 비해 필수 아미노산 함량이 낮은 편이다. 그러나 식물 단백질 보충제는 제조 과정에서 각각 부족한 아미노산(제한 아미노산은 해당 식품에 들어 있는 필수 아미노산과 기준 단백질의 해당 필수 아미노산과의 양적 비율 가운데 그 비율이 제일 작은 아미노산을 말하며, 단백질의 이용률을 규정한다)이 서로 보충되도록 조합하여 만들면 아미노산의 상호 보완 작용 효과가 있다. 식품으로 섭취할 때는 식물 단백질의 제한 아미노산 보완이 쉽지 않으나 제조 과정에서 이를 고려하여 상업 제품화할 때 아미노산 보완이 가능하다.

7. 단백질 보충제의 영양 성분 확인하기

단백질 보충제를 선택하거나 섭취할 때는 제품에 표시된 영양 성분표를 보고 영양 성분을 확인하는 것이 중요하다. 식품에 대한 영양 성분 표시 제도는 가공식품의 영양적 특성을 일정 기준 및 방법에 따라서 표현한 것으로 식품이 가진 영양적인 특성을 소비자에게 알려 주어 소비자가 더욱 건강에 도움이 되는 바람직한 제품을 선택할 수 있도록 돕는 제도이다. 국가 대부분이 가공식품에 대한 영양 표시를 의무화하고 있으며 우리나라는 1996년부터 식품 의약품 안전청에서 가공식품에 대하여 영양 성분 표시를 의무적으로 하도록 규정하고 있다. 영양 성분표의 영양 표시에 의무적으로 포함되어야 하는 영양소는 열량, 탄수화물, 당류, 단백질, 지방, 포화 지방, 트랜스 지방, 콜레스테롤, 나트륨으로 모두 아홉 가지이고, 그 외 영양 표시나 영양 강조 표시를 하고자 하는 영양 성분을 기재한다.

우리가 영양 성분표를 볼 때 주의할 점은 1회 제공량이 권장 섭취량은 아니라는 것이다. 다시 말해 1회 제공량은 제조자 측에서 자율적으로 설정된 단위로 영양학적으로 섭취하기를 권하는 값은 아니다. 제공량을 몇 회 얼마나 섭취하느냐에 따라 영양소 섭취량이 달라지므로 자신의 실제 섭취량을 확인해야 한다. 비슷한 유형의 식품이라도 1회 제공량은 다를 수 있다. 제품을 만든 회사에 따라 1회 제공량의 단위가 다를 수 있으며 단위 표시 단위도 다를 수 있다. 그러므로 서로 다른 제품의 열량과 영양 성분을 비교할 때 반드시 1회 제공량의 차이를 먼저 확인하자. 이에 대한 이해가 쉽도록 시중에서 가장 많이 판매되는 단백질 보충제 제품을 예로 들어 영양 성분 표시에 대해 주요한 내용을 다음의 성분표로 설명한다.

영양 성분표에서 보는 것처럼 단백질 보충제의 영양 성분을 보면 순수한 단백질만을 함유하고 있는 것이 아니다. 단백질 이외에 당질(탄수화물)과 지방을 함유하고 있기 때문에 한 스푼을 섭취할 때마다 무려 200kcal의 에너지(열량)를 섭취하게 되는데 이는 밥 3분의 2공기 정도와 유사한 에너지이다. 또 주목할 것은 심혈관 질환, 당뇨병과 같은 만성적 성인 질환을 증가시킨다고 알려진, 콜레스테롤, 포화 지방, 단순당과 같은 영양소도 함유되어 있다는 점이다. 따라서 단백질 보충제 섭취에만 너무 의존하기보다는 일상적인 단백질 식품을 충분히 섭취하되 건강에 도움이 되는 영양소가 다양하게 포함되는 건강한 식사를 병행하는 것을 추천한다.

⟨영양 성분표 읽기⟩

설명	Nutrition Facts
1회 1스푼 섭취할 때 47g을 먹게 됨	**Nutrition Facts**
1회 섭취 분량	25 servings per container **Serving size About 1 Scoop (47g)**
1스푼 섭취 시 열량은 200kcal	**Amount per serving** **Calories 200**
1일 섭취 권장량을 기준하여 %로 표시함	% Daily Value*
1스푼 섭취 시 지방 섭취량	**Total Fat** 6g — 8%
1스푼 섭취 시 포화 지방 섭취량	Saturated Fat 2g — 10%
1스푼 섭취 시 콜레스테롤 섭취량	**Cholesterol** 65mg — 22%
	Sodium 140mg — 6%
1스푼 섭취 시 총당질 섭취량	**Total Carbohydrate** 15g — 5%
1스푼 섭취 시 단순당 섭취량	Total Sugars 3g Includes 1g Added Sugars — 2%
1스푼 섭취 시 단백질 섭취량	**Protein** 22g — 44%

Calcium 170mg	15%
Iron 0.5mg	2%
Potassium 240mg	6%
Phosphorus 140mg	10%
Magnesium 20mg	4%

Not a significant source of trans fat, dietary fiber and vitamin D.

*The % Daily Value tells you how much a nutrient in a serving of food contributes to a daily diet. 2,000 calories a day is used for general nutrition advice.

4
단백질 외에 근육에 도움 되는 영양소

비타민 D

비타민 D는 근육과 골격 건강에 매우 중요한 역할을 하는 영양소이다. 최근에는 비타민 D 섭취와 근육과의 관련성에 관한 많은 연구가 진행되었다. 결론적으로 말하면 충분한 비타민 D 수준을 유지하는 것이 근육 기능과 근육 수행 능력에 도움이 된다고 결론짓고 있다. 이제까지의 비타민 D와 근육에 관한 연구들을 종합적으로 메타 분석한 결과에 의하면 관찰 연구 대부분에서 비타민 D 체내 수준은 근육 강도, 자세의 안정성, 양의 상관성을 보였고 16개의 무작위 대조 시험 RCT 연구 결과 중 7개는 비타민 D 공급이 다리 근육의 강도를 높이고 운동 수행 능력도 개선하는 데 긍정적인 효과가 있음을 규명하였다. 비타민 D가 결핍하면 근육 강도를 감소하고 이는 기능적 손상으로도 이어질 수 있으며 특히 노인에게서 낙상의 위험을 증가시킨다. 수많은 연구에서 비타민 D와 노년기의 낙상이나 골절과 연관성이 있음을 규명하였으며 비타민 D를 공급하면 낙상이나 골절 위험이 실제로 감소하였다고 보고한다.

비타민 D가 체내에 들어오는 것은 두 가지 방법이 있다. 식사를 통해서 섭취할 수도 있고 태양의 자외선을 받으면 피부에서 생합성이 되기도 한다. 공급원 식품으로는 효모, 버섯, 버터, 간유, 달걀, 그리고 비타민 D 강화식품(우유) 등이다. 한국인 영양 섭취 기준에 의하면 20세 성인 남녀 모두 충분 섭취량이 10μg이다. 비타민 D는 피부에서 합성되는 비율이 무려 80~90퍼센트나 되므로 식사를 통한 섭취보다도 자외선에 노출되는 것이 매우 중요하다. 그러나 현대인은 주로 실내에서 생활하고 점차 야외 활동 시간이 적어지면서 상당수에서 비타민 D 결핍이 보고되고 있다. 일반적으로 하루 15분 이상 일광욕을 통해 자외선을 쪼이면 충분한 비타민 D를 합성할 수 있다. 햇빛이 가장 강한 시간인 점심 식사 후에는 나의 근육과 뼈 건강을 위해 야외에서 15분 정도 자외선을 쪼이며 산책하거나 간단한 운동을 하는 것이 좋다.

그러나 비타민 D는 비타민 중 가장 독성이 가장 강한 비타민이므로 과량 섭취에 주의하여야 한다. 건강 보조 식품 중 간

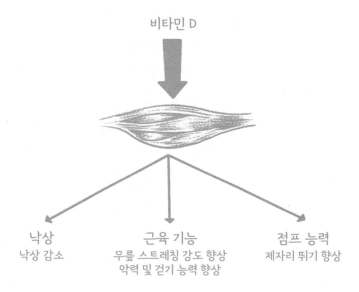

〈비타민 D와 근육 관계〉

비타민 D

낙상	근육 기능	점프 능력
낙상 감소	무릎 스트레칭 강도 향상 악력 및 걷기 능력 향상	제자리 뛰기 향상

유나 고단위 비타민 제제 섭취 시 과량을 섭취하기가 쉬운데 너무 많은 비타민 D를 섭취하면 탈모나 설사, 경련 등이 있을 수 있고 또 혈중 칼슘이 혈관 벽에 침착되거나 신장에 쌓여 신결석을 일으킬 수도 있다. 한국인 영양 섭취 기준에 의하면 비타민 D의 상한 섭취량은 60μg이다. 따라서 비타민 D 관련 제제를 섭취할 경우 용량을 확인하고 60μg을 넘지 않도록 하는 것이 안전하다.

항산화 영양소

항산화 영양소는 말 그대로 우리 몸의 산화한 손상을 막아 주는 역할을 한다. 격한 운동이나 스트레스 시에는 우리 몸에 산화적 손상이 증가하게 되는데 이 손상으로 생기는 자유기free radical가 세포를 손상한다. 특히 고강도 운동 시에는 근육이 수축과 함께 활성 산소종ROS과 활성 질소RNS 등의 물질 생성이 증가하여 근육에서의 산화적 스트레스가 증가한다. 항산화제가 이 과정에서 생성하는 자유기를 잡아먹는 역할을 함으로써 운동 시의 산화에 따른 스트레스와 손상을 줄여 줄 것으로 기대한다. 많은 운동선수가 운동 후 빠른 회복과 운동 수행 능력 향상을 목적으로 운동 후에 발생하는 산화 스트레스를 감소시키기 위해 항산화제를 섭취한다. 실제로 운동선수나 운동을 즐기는 일반인을 대상으로 수많은 상업용 항산화제 제품이 개발되어 판매되고 있다.

우리 몸에서 항산화제 기능이 있음이 입증된 영양소는 여러 가지가 있다. 그중 비타민 A, 비타민 C, 비타민 E가 가장 대표적인 항산화 영양소이며 셀레늄, 카테킨, 안토시아닌, 코엔자임 Q10, 폴리페놀 등도 항산화제이다. 정말로 항산화제가 근육 건강에 도움이 되는지에 대한 연구 결과들을 살펴보면 그 결과는 매우 다양하다. 최근 항산화제에 관한 연구를 정리한 논문에 의하면 1,000mg의 비타민 C와 비타민 E를 함께 만성적으로 섭취한 결과 지구성 운동을 위한 근육 적응 훈련 과정에 효과가 없다고 했고, 멜라토닌, 비타민 E, 알파리포산 등은 운동 후 산화한 손상을 나타내는 지표들을 감소시키는 효과가 있었다고 보고한다. 또 일부 연구에서는 셀레늄과 비타민 A 등이 오히려 지구성 운동을 위한 근육 적응 과정을 방해한다고 하였다.

그렇다면 항산화제를 식사로 섭취하려면 어떻게 해야 하는 것일까? 가장 쉬운 방법은 채소를 많이 섭취하는 것이다. 다양한 채소를 섭취하되 한 끼에 150g 이상 섭취할 것을 권유한다. 이는 대략 익힌 나물이 큰 아이스크림 숟갈로 2개 정도에 해당하며 샐러드와 같이 생채소는 이보다 2배 분량을 생각하면 된다. 또 가능한 진한 색깔의 채소를 섭취하되 하루 다섯 가지 색깔의 채소를 섭취하면 더욱 좋다. 이는 피토케미컬이라는 항산화 기능을 가진 식물 색소 성분들을 더 많이 섭취할 수 있기 때문이다. 예를 들어 진한 초록색인 시금치나 브로콜리, 주황색인 당근, 보라색인 적양배추, 노란색과 빨간색인 파프리카, 흰색의 무나 콜리플라워 등을 하루 동안 섭취하는 것이다. 식탁이 무지개처럼 다양한 색으로 화려하다면 항산화제가 충분한 식사라고 볼 수 있다. 채소 이외에 과일도 항산화제가 풍부한 식품이지만, 채소에 비해 과일은 열량이 높고 당분이 많으므로 1일 1~2회 자기 주먹 크기 정도로 섭취하는 것이 바람직하다.

오메가-3 긴 사슬 불포화 지방산

긴 사슬 불포화 지방산 중 특히 오메가-3 긴 사슬 불포화 지방산의 건강 유용성은 이미 심혈관 질환, 당뇨, 암 등의 만성 질환에서의 효과가 많이 규명되어 있다. 불포화 지방산은 우리 몸에서 만성 질환의 원인이 되는 염증 반응을 감소시켜 주는 역할을 통해 건강에 도움이 되는 것으로 알려져 있다. 이렇게 유용한 역할을 하는 긴 사슬 불포화 지방산이 근육에는 어떤 역할을 하는 것일까? 건강한 노인을 대상으로 오메가-3 긴 사슬 불포화 지방산의 효과를 규명한 연구를 메타 분석한 결과, 오메가-3 긴 사슬 불포화 지방산 섭취는 근육의 양을 증가시키는 데는 큰 효과가 보고되지 않았으나 노인의 걷기 속도 등 근육 기능을 개선하는 데 도움이 되며, 손잡이 강도인 악력도 개선하는 것으로 보고되었다. 따라서 근 감소증을 겪어야 하는 노인들에게 오메가-3 긴 사슬 불포화 지방산 섭취가 도움이 될 것으로 보인다.

오메가-3 긴 사슬 불포화 지방산에는 에이코사펜타엔산

EPA과 도코사펜타엔산DHA 등이 대표적이며 오메가-3 지방산 중 사슬 길이가 긴 것들이 심혈관 질환 등 만성 질환의 예방 효과가 더 큰 것으로 알려져 있다. 공급원으로는 등 푸른 생선, 견과류, 들깨, 들기름 등이 대표적이다. 오메가-3 긴 사슬 불포화 지방산의 식품 공급원은 흔하지 않으므로 우리가 일상적으로 섭취하는 식사에는 오메가-3 긴 사슬 불포화 지방산 함량이 많지 않다. 따라서 일부러 오메가-3 긴 사슬 불포화 지방산의 공급원을 찾아 먹으려고 노력해야 겨우 오메가-3 긴 사슬 불포화 지방산 필요량을 충족시킬 수 있다.

가장 생리적 효과가 크다고 알려진 등 푸른 생선을 1토막씩 주 2회 이상 섭취할 것을 권유한다. 또 나물을 조리할 때 가능하면 들기름을 사용하여 무치는 등 조리 시 들깨나 들기름을 많이 사용하도록 하는 것이 좋다. 그러나 불포화 지방산은 화학 구조상 매우 불안전하므로 쉽게 산패되기가 쉽다. 산패된 지방산을 섭취하는 것은 오히려 체내에 산화한 손상을 증가시키는 등 악효과를 가져올 수 있으니 주의해야 한다. 등 푸른 생선은 신선한 것으로 구입하여 바로 섭취하는 것이 좋고 들기름이나 들깨는 소량씩 구매하여 사용하고 들기름은 냉장 보관하고 들깻가루는 밀봉하여 냉동 보관하자.

유제품

이미 충분히 설명했듯이 단백질은 근육의 양과 강도에 영향을 주는 가장 중요한 영양소이다. 우유와 치즈 등과 같은 유제품은 고기나 생선 못지않게 질적으로 좋은 단백질 공급원 식품 중 하나이다. 유제품의 단백질은 주로 유청 또는 카세인 형태의 단백질인데 필수 아미노산이 매우 풍부한 완전 단백질이다. 우유 1컵(200ml)을 섭취하면 약 6g의 단백질을 얻을 수 있다. 또 유제품은 단백질 외에도 칼슘의 대표적인 공급원이기도 하다. 따라서 유제품을 섭취하면 단백질과 함께 생리적으로 유용한 칼슘까지 섭취한다는 장점이 있다.

칼슘은 잘 알려진 것처럼 우리 몸의 뼈를 구성하는 성분이면서 이외에 근육의 수축 과정에 참여하므로 정상적인 근육 대사에 필수적인 역할을 한다. 칼슘이 부족하면 근육 수축 과정에 문제를 일으킬 수 있고 근육이 수축하는 칼슘 경직이 발생할 수도 있다. 그러므로 유제품을 충분히 섭취하면 근육에 질 좋은 단백질을 공급하여 근육을 양적으로 성장시키는 데 도움이 되며 칼슘을 공급하여 근육의 수축과 이완 과정을 정상적으로 작동하게 하여 효과적인 근육 운동에 도움이 될 수 있다.

이제까지 유제품과 근육과의 관련성을 보고한 연구를 정리

<우유군의 영양 성분>

		열량(kcal)	당질(g)	단백질(g)	지방(g)
우유군	일반 우유	125	10	6	8
	저지방 우유	80	10	6	2

해 보면 유제품 섭취는 근육 양적 증가에 도움이 되는 것으로 보고된다. 약 1,400명의 40~80대 성인을 대상으로 연구한 자료를 분석한 결과 비록 근육 강도를 대표하는 지표인 악력에 유의적인 효과가 없었으나 근육의 양적 측면에서는 근육의 양을 약 130g 정도 증가시킬 정도로 긍정적인 효과가 있었다. 또한 다른 단백질에 비해 유제품을 통한 단백질 섭취 시 특별한 부작용이 더 발생하지 않는다고 하였다. 영양적인 우수성 외에도 유제품은 다른 단백질 식품에 비해 활용성에서 많은 장점이 있다. 고기나 생선, 달걀 등은 조리 과정을 거쳐야 섭취할 수 있지만 유제품은 그 자체로 바로 섭취할 수 있다. 또 유제품 단독으로도 섭취가 가능하나 다른 음식을 만들 때 추가로 첨가하여 섭취할 수 있다는 장점이 있다.

　한국인이 일상적인 식사를 할 때 가장 부족하기 쉬운 대표적인 영양소가 칼슘임을 고려할 때 유제품을 1일 1~2회 섭취하는 것은 단백질과 함께 칼슘을 공급한다는 측면에서 일거

양득의 효과가 있다. 아시아인 중에서는 우유를 섭취하면 배가 아프거나 화장실에 가게 되는 유당 불내증을 보이는 경우가 종종 있는데 만약 유당 불내증이 있다면 차가운 우유보다는 따뜻한 우유로 마시되 조금씩 섭취량을 늘려 가는 방법이 있다. 또는 우유 대신 발효된 유제품인 요구르트나 치즈 등으로 섭취하면 된다. 콜레스테롤이나 포화 지방 섭취를 최소화하기 위해 이왕이면 포화 지방 함량이 적은 저지방이나 무지방 유제품으로 선택하는 것이 좋다.

5
음식과 식단

근육 성장을 위한 식단

근육 성장을 위해 도움이 되는 음식은 매우 다양하고 인터넷이나 요리 관련 서적을 통해 얼마든지 좋은 자료를 얻을 수 있다. 여기서는 대표적인 음식 몇 가지를 소개하고 영양적 의의와 음식을 준비할 때의 요령이나 주의 사항을 함께 소개해 보고자 한다. 또 한 가지 음식만 반복해서 섭취하면 오래 식사 요법을 지속하기도 힘들고 먹은 즐거움을 잃게 된다. 하나의 주된 재료를 이용하되 이를 다양한 음식으로 쉽게 변형하여 질리지 않고 다양한 음식으로 섭취할 수 있도록 소개한다.

닭가슴살을 이용한 음식

닭가슴살은 근육 성장을 위한 대표적인 식재료이다. 소고기, 돼지고기와 같은 다른 붉은 살코기에 비해 포화 지방을 제거하고 섭취하기가 쉽고 가격 부담도 적다. 닭고기와 같은 가금류는 껍질 부분만 잘 제거하면 열량이 반으로 줄어들기 때문에 칼로리 제한과 단백질 공급이라는 두 가지 이득을 얻을 수가 있다. 또 다른 고기에 비해 적은 양의 염분으로도 요리하기 쉽고 섭취하기 편하다는 장점도 있다. 닭고기 부위 중에서도 특히 닭가슴살 부위가 지방이 적은 편이어서 가장 많이 활용된다. 오로지 닭가슴살만으로 맛없게 섭취할 때가 있는데, 닭가슴살은 포화 지방이 적기 때문에 퍽퍽하고 부드럽지 않다는 단점이 있다.

닭가슴살을 구매할 때 수비드 닭가슴살로 사면 더 촉촉하고 부드럽게 섭취할 수 있고, 여기에 닭가슴살 외에 건강에 도움이 되는 약간의 다른 부재료를 추가하거나 맛있는 드레싱을 곁들여서 먹으면 훨씬 맛있게 먹을 수 있다. 직접 요리를 해보면 조리 과정이 복잡하거나 재료가 구하기 어려우면 잘 활용하지 못하게 마련이다. 여기서는 간편한 방법으로 쉽게 만들어 먹을 수 있는 닭가슴살을 활용한 몇 가지 요리를 소개한다.

닭가슴살 샐러드

재료

· 닭가슴살 80g(2조각)
　올리브유 0.5숟갈
　허브 소금 약간
　후추 약간
· 양상추 80g
· 적상추 40g

· 발사믹드레싱
　발사믹 식초 1큰술
　올리브유 1큰술
　다진 양파 0.3큰술
　설탕 0.5큰술
　진간장 0.5큰술

조리법

① 샐러드용 채소는 미리 씻어서 물기를 빼둔다.
② 닭가슴살에 올리브유를 약간 바르고 후추, 허브 소금 등을 살짝 뿌려 둔다.
③ 예열된 프라이팬에 닭가슴살을 올리고 중불에서 구워 준다(에어프라이어가 있으면 이를 활용해도 좋다).
④ 발사믹드레싱 재료를 모두 섞는다.
⑤ 준비된 접시에 구워진 닭가슴살을 올리고 옆에 샐러드 채소를 담는다.
⑥ 발사믹드레싱을 뿌린다.

● 발사믹 식초는 포도를 숙성하여 만든 식재료로 특유의 향과 상큼함이
있어서 샐러드드레싱 재료로 적합하다. 지방이나 포화 지방이 없고
염분도 거의 없어서 건강한 샐러드를 만들기에도 좋다.

● 체중 조절이나 근육을 만들 때 지나치게 지방 섭취를 금기시하는
경향이 있는데 약간의 식물성 기름은 사용해도 좋다. 올리브유는
오메가 9 지방산으로 심혈관 질환에도 도움이 될 수 있고, 약간의 지방
섭취는 우리 몸에 필수 영양소인 지용성 비타민 흡수에 필수적이다.

닭가슴살 냉채

재료

- 닭가슴살 80g(2개)
- 오이 1개
- 노랑 파프리카 4분의 1개
- 빨강 파프리카 4분의 1개
- 양파 4분의 1개
- 삶는 물
    - 물 4컵
    - 대파 2분의 1대
    - 마늘 4쪽

- 겨자소스
    - 물 2큰술
    - 레몬즙 2큰술
    - 식초 1큰술
    - 설탕 1큰술
    - 연겨자 1큰술
    - 다진 마늘 0.5큰술
    - 진간장 0.5큰술
    - 고운 소금 0.3큰술
    - 참기름 0.3큰술
    - 간 깨 1큰술

조리법

① 냄비에 물, 닭가슴살, 대파, 마늘 등을 넣고 40분 정도 가열한다.
② 오이, 파프리카, 양파는 가늘게 채를 썰고 찬물에 담가 둔다.
③ 겨자소스의 재료를 모두 섞어서 준비해 둔다.
④ 익은 닭가슴살을 얇게 찢고, 채 썰어 둔 오이, 당근, 양파와 함께

접시에 담는다.

⑤ 겨자소스를 뿌린다.

● 겨자소스는 매콤하고 개운한 맛을 원할 때 어울리는 소스로 특히 여름에 어울리는 메뉴이다.

● 닭가슴살 냉채는 다양한 채소를 섭취할 수 있다는 장점이 있다. 집에 남아 있는 채소를 활용하거나 앞의 재료 외에도 당근, 피망(초록), 적색 양배추 등을 사용해도 좋다. 진한 색의 다양한 채소를 색깔별로 알록달록 먹을수록 건강에 도움이 되는 항산화제 섭취를 많이 할 수 있고 피토케미컬을 다양하게 섭취할 수 있다.

닭가슴살과 채소구이

재료

· 닭가슴살 80g(2조각)   · 브로콜리 40g

· 새송이버섯 80g   · 방울토마토 60g(5개)

                             · 발사믹드레싱(앞과 같음)

조리법

① 닭고기를 5~6조각으로 썰어 기름을 두르지 않은 팬에 갈색이
나도록 앞뒤로 익힌 후 물 50cc 정도를 붓고 폭 익힌다.
② 새송이버섯은 씻은 후 버섯 모양 그대로 0.5cm 두께로 썰어 팬에
살짝 굽는다.
③ 브로콜리는 깨끗이 씻어 끓는 물에 삶아 낸다.
④ 토마토는 씻어 반을 잘라 놓는다.
⑤ 접시에 닭고기, 새송이버섯, 브로콜리, 토마토를 담고
발사믹드레싱을 함께 곁들여 낸다.

팁

● 브로콜리는 건강에 좋은 식품인 줄 알지만 쉽게 활용되지 못하는
식품으로 닭가슴살처럼 다른 식재료에 곁들여서 섭취하면 좋다. 단,

브로콜리는 특성상 농약 잔류량 등이 많은 대표적인 식품으로 잘게 잘라서 세척하고 물에 오래 담근 후 농약 등을 제거하고 섭취하자.

● 버섯은 비타민 D가 많은 대표적인 음식물로, 이것도 브로콜리처럼 잘 활용되지 않은 식품 중 하나이다. 닭가슴살과 함께 팬에 살짝 구워서 섭취하면 단백질과 함께 근육에도 도움이 되는 비타민 D를 함께 섭취하는 장점이 있다.

두부나 콩을 이용한 음식

두부와 콩은 대표적인 단백질 식품 중 하나이다. 두부나 콩은 소고기, 닭고기 같은 동물 단백질 식품과는 다른 장점을 가지고 있는데, 바로 심혈관 질환에 해가 된다고 알려진 포화 지방이나 콜레스테롤 등이 거의 없다는 것이다. 또 두부는 수분이 많아 다른 동물 단백질 식품보다 양과 비교하면 열량이 적은 편이다. 따라서 포만감을 느끼면서 섭취할 수 있다. 필수 아미노산이란 측면에서는 동물 단백질에 비해 구성적으로 아쉬운 점이 있지만, 두부는 근육에 가장 도움이 되는 류신이 많다.

두부의 재료인 콩에는 〈아이소플라본〉이란 물질이 있는데 이는 강력한 항산화제 역할을 하고 여성 호르몬의 역할을 할 수 있다고 알려져 있다. 여성은 폐경하게 되면 여성 호르몬이 적어지면서 심혈관 질환의 위험도가 갑자기 급증한다고 알려져 있는데 이런 폐경기 여성에게 특히 두부나 콩 섭취는 심혈관 위험도를 낮추고 건강에 많은 도움이 된다. 미국의 FDA에서도 많은 연구 결과를 토대로 1일 25개 콩 단백질의 섭취가 심혈관 질환을 감소시키는 효과가 있음을 인정하였다. 또 6.25g 이상 콩 단백질 함유 식품에 대해서는 〈심장 질환의 위험 감소Reduced risk of heart disease〉라는 표기를 사용해도 된다고 인정할 정도이다.

두부선

재료

· 두부 320g(1모)
· 간 소고기 40g
· 애호박 20g
· 표고버섯 20g
· 당근 10g
· 식용유 약간

· 소고기 양념
   설탕 8분의 1작은술
   간장 8분의 1작은술

· 겨자 간장소스
   간장 15g
   물 15g
   식초 15g
   설탕 4g
   연겨자 4g

조리법

① 두부 1모를 사등분한 후 윗면에 칼집을 넣는다.
② 소고기는 설탕과 간장을 넣고 양념해 둔다.
③ 애호박, 표고버섯, 당근은 곱게 채 썰고 각각 소량의 식용유에 볶는다.
④ 소고기 양념한 것을 소량의 식용유를 두르고 볶는다.

⑤ 두부 위에 볶은 소고기와 애호박, 표고버섯, 당근 볶은 것을 두부의
칼집 위에 보기 좋게 얹는다.

⑥ 오븐 또는 냄비에 쪄낸다.

⑦ 겨자 간장 소스를 위의 재료를 섞어 만들어 작은 그릇에 따로
담아낸다.

팁

● 두부는 생으로 섭취하기도 하고 양념이 강하지 않아도 편하게 섭취할
수 있으니 가능한 한 양념을 적게 찍어서 먹자. 염분을 많이 섭취하면
체내 수분이 쌓여 부종이 생길 수도 있어 탄탄한 근육질의 몸을 만드는
데 방해가 될 수 있다.

● 채소는 집에 남은 것들이 있으면 이용해도 좋다. 단, 두부의 칼집에
쉽게 끼워 넣기 위해서는 표고버섯처럼 부드러운 채소를 이용하거나
곱게 채 치는 것이 중요하다.

찹쌀 콩죽

재료

· 대두 2컵
· 찹쌀 2컵
· 참기름 2큰술
· 소금 약간

조리법

① 콩과 찹쌀을 각각 씻어서 따로 미리 물에 불려 둔다.
② 불린 콩에 콩 양의 2배 물을 넣고 끓인다. 물이 끓기 시작한 후 15분
정도 더 끓인 후 찬물에 넣어 식혀 준다.
③ 콩이 식으면 콩 양의 2배 물을 넣고 믹서에 곱게 갈아 둔다.
④ 불린 찹쌀 양의 5배 물을 넣고 찹쌀을 끓여 준다.
⑤ 찹쌀이 퍼지면, 간 콩을 함께 넣고 잘 저어 가며 끓여 준다.
⑥ 죽에 소금으로 간하고 섭취한다.

팁

● 고단백 음식을 매번 만들기 어렵거나, 요리하기에는 시간에 쫓기는
바쁜 아침에 활용하기 적합한 음식이다.

● 두세 번 먹을 양의 콩죽을 한꺼번에 끓여서 1회 분량으로 밀폐 용기에
나눈 후 냉동이나 냉장 보관해 두고 필요시 섭취해도 좋다.

식단의 예

마지막으로 식단의 예를 소개하고자 한다. 식단 구성 시 지켜야 할 원칙은 1일 필요한 필수 영양소가 모두 포함되어야 하고, 근육을 위한 단백질을 충분히 섭취하되 약간의 체중 조절이 필요하다면 열량 제한을 해야 한다는 것이다. 체중 조절을 목표로 하는 여성이라면 1,300kcal 식단이 일반적으로 적합할 것으로 생각되며 남성은 1,500kcal 식단이 권장된다. 물론 개인의 키와 체중 등 다양한 요인에 따라 식사 처방의 양은 달라질 수 있다. 따라서 다음의 식단을 참조로 하여 활용하기를 바란다.

식사의 즐거움을 너무 무시한 식사 요법은 지속하기가 매우 어렵고 삶의 질이란 측면에서 보면 지나치게 엄격하게 식사를 제한하거나 편협된 식사를 하는 것은 좋은 방법이 아니다. 한 가지 더, 개인별로 선호하는 음식이 다르고 이제까지의 식사 내용이 다르기에 다음에 제시된 식단을 무조건 따라 하기보다는 참조하기를 바란다. 제시된 식단을 참조하여 자신의 식단과 큰 차이가 없는지 비교하고 식사 요법의 큰 원칙이 지켜지는 범위 내에서 최대한 자신의 식습관을 유지하되 한두 가지씩 고쳐 나가길 권장한다. 또한 제시된 식단은 보기에 편리하도록 주된 식재료를 표시하였으며, 대략적인 음식별 열량으로 계산하였음을 알린다.

⟨1,300kcal 식단의 예⟩

	메뉴	주된 식재료	kcal
아침	보리밥	2분의 1공기	150
	미역 소고깃국	미역2g, 소고기10g	35
	닭가슴살 샐러드	닭 40g	60
	가지나물	가지 70g	25
	오이 초무침	오이 70g	40
	배추김치	배추 70g	20
소계			330
점심	오곡밥	2분의 1공기	150
	근대 된장국	근대 20g	30
	삼치구이	삼치 50g	80
	달걀찜	달걀 50g	80
	깻잎나물	깻잎 20g	25
	열무김치	열무 55g	15
소계			380
저녁	흑미밥	2분의 1공기	150
	버섯 맑은국	버섯 20g	30
	돼지불고기	돼지고기 75g	85
	꽁치구이	꽁치 50g	80
	상추쌈, 쌈장	상추 70g	25
	숙주나물	숙주 70g	30
	총각김치	총각무 50g	17
소계			417

	메뉴	주된 식재료	kcal
오전 간식	토마토	토마토 1개 250g	50
오후 간식	두유	두유 1봉	125
	소계		175
	총계		1,302

〈1,400kcal 식단의 예〉

	메뉴	식재료	kcal
	완두콩밥	2분의 1공기	150
	부추 양지탕	부추5g, 고기10g	30
아침	조기구이	조기 50g	80
	우엉조림	우엉 25g	45
	취나물	취나물 20g	30
	배추김치	배추 70g	20
	소계		355
	팽이버섯 된장국	팽이버섯15g, 두부 10g	43
	비빔밥		
	쌀밥	2분의 1공기	150
점심	달걀부침	달걀 1개	85
	각종 나물	고사리, 도라지 콩나물, 시금치, 오이	150
	얼갈이배추 겉절이	배추 70g	30
	소계		458

	메뉴	식재료	kcal
저녁	오곡밥	3분의 2공기	220
	오이냉국	오이 35g	15
	사태찜	소고기 75	80
	두부선	두부 80g	80
	열무나물	열무 70g	25
	무생채	무 50g	25
	배추김치	배추 70g	20
	소계		465
오전 간식	오렌지	오렌지(대) 반 개 100g	50
오후 간식	저지방 우유	저지방 우유 1봉	80
	소계		130
	총계		1,408

〈1,500kcal 식단의 예〉

	메뉴	식재료	kcal
아침	현미밥	2분의 1공기	150
	곰국	소고기 10g, 무 10g	30
	가자미조림	가자미 75g	80
	부추 잡채	부추 70g	25
	도라지생채	도라지 50g	25
	깍두기	무 50g	20
	소계		330

	메뉴	식재료	kcal
점심	수수밥	3분의 2공기	225
	북어포 뭇국	북어 5g, 무 10g	50
	소고기 양념구이	소고기 70g	90
	레몬 삼치구이	삼치 50g	80
	브로콜리 초회	브로콜리 70g	30
	나박김치	배추 20g, 무10g	15
소계			490
저녁	차조밥	3분의 2공기	220
	아욱 된장국	아욱 20g	35
	매운 닭찜	닭 60g, 감자 5g	85
	멸치 볶음	멸치 15g	85
	시금치나물	시금치 70g	30
	새송이버섯 볶음	새송이버섯 70g	40
	오이김치	오이 70g	20
소계			515
오전 간식	수박	수박 250g	50
오후 간식	요구르트	요구르트1개	120
소계			170
총계			1,505

〈1,600kcal 식단의 예〉

	4일째 식단	식재료	kcal
아침	팥밥	3분의 2공기	245
	콩가루 배춧국	배추 30g	40
	돼지 사태 조림	돼지고기 70g	80
	참나물	참나물 70g	25
	피망 연근 조림	연근 40g, 피망 10g	30
	배추김치	배추 70g	20
소계			440
점심	보리밥	3분의 2공기	235
	된장찌개	두부, 감자 양파, 호박	90
	갈치구이	갈치 50g	80
	소고기 완자 조림	소고기 60g	75
	미역 유자 무침	물미역 70g	20
	배추김치	배추 70g	20
소계			520
저녁	쌀밥	3분의 2공기	200
	소고기 뭇국	소고기 20g, 무 20g	35
	새우볶음	새우 70g	90
	연두부찜	연두부 150g	85
	상추 무침	상추 70g	30
	양배추찜	양배추 70g	25
	총각김치	총각무 50g	20
소계			485

	4일째 식단	식재료	kcal
오전 간식	사과	사과 반 개, 100g	50
오후 간식	두유	두유 1봉	125
	소계		175
	총계		1,620

맺음말

우리의 몸은 생각보다 더 뛰어난 회복력을 지녔다

지금은 소량의 혈액만을 가지고도, 내 유전자 전체 염기 서열을 읽어 낼 수 있고, 심지어는 그 유전자 어딘가에 변이가 있으면 이를 〈편집〉해서 문제를 원천적으로 해결할 수 있는 시대에 다가가고 있다. 또, 다양한 약제와 의료 기기 등이 우리 몸을 통제하고 관찰하여 다양한 수치를 〈정상〉으로 유지해 주고 있다. 그렇다면 우리는 정말 건강한 것일까? 사실은 고장난 장기들을 가지고 있지만, 약과 기기들에 의해 관리되어 건강한 사람인 것처럼 살아가는 우리는, 과학이라는 신세계를 창조하는 신에 의해 통제되는 세상에서 살고 있는 〈라퓨타인〉들일 수도 있다. 과학이라는 신에 의해서 만들어진 〈가짜 건강〉은 디스토피아이다.

〈운동하는 사람은 건강하다〉, 〈건강한 식생활을 사람은 건강하다〉라는 사실은 〈불변의 법칙〉에 가깝다. 물론 개개인의 유전자와 환경의 다양성으로 인해 운동을 열심히 하더라도, 혹은 늘 건강한 식자재를 섭취한다 해도 효과는 다르거나 여전히 건강하지 못한 일부가 있을 수 있다. 하지만 이는 오랫동안 관찰되어 온 보편적인 현상이다. 우리가 몸을 움직인다는 것은, 인체를 구성하는 모든 요소가 끊임없이 피드백을 주고받는 〈협응·coordination〉을 통한 결과이다. 세포는 운동이 부여한 스트레스를 완화하려 스스로 대응 체계를 가동하고, 이렇게 시작된 세포의 변화가 장기, 그리고 계로 퍼져 나가 결국 인체를 구성하는 모든 구성원이 협응한다. 그리고 이 협응은 실로 우리 몸 전체에 큰 변화를 가져온다. 즉, 인간은 움직이면 건강해지도록 설계되었다.

이 책에서는 현재의 학문 추세에 따라 근육과 근육이 분비하는 단백질인 〈마이오카인〉을 다양한 호르몬의 균형을 조율하고 우리의 건강을 책임지는 대장으로 묘사했지만, 이는 앞으로 발표될 다양한 연구 결과에 따라서 얼마든지 뒤바뀔 수 있다. 하지만 열심히 운동하고, 건강한 식생활을 통해 근육량을 유지하고 발달시키면, 지금보다 더 건강할 수 있다는 사실은 (지구 종말의 순간까지) 바뀌지 않을 것이다. 운동이 주는 스트레스보다 휴식이 주는 안락함에 익숙한 사람, 미각이 주는 행복에 빠져 헤어 나오기 힘든 사람, 건강을 잃을까 두려운 사람, 혹은 이미 건강을 잃어 삶의 질이 추락한 이들에게 마지막으로 전하고 싶은 말이 있다.

〈규칙적인 운동과 건강한 식생활은, 디스토피아를 없애고 우리를 라퓨타인이 아닌《인간》으로서 즐거움과 행복을 느끼며 살아갈 수 있게 해줄 가장 효과적인 도구라는 것, 또 당신의 몸은 생각보다 더 뛰어난 회복력이 있다는 것, 그러니 이 효과적인 도구를 녹슬게 하지 말고, 가능한 한 매일, 더 많이 사용하면, 지금보다 더 건강하고 행복해질 것이다.〉

김유식

근육에서 나오는 만능 호르몬, 마이오카인

지은이 안철우·김유식·정혜경 **발행인** 홍예빈·홍유진
발행처 사람의집(열린책들) **주소** 경기도 파주시 문발로 253 파주출판도시
대표전화 031-955-4000 **팩스** 031-955-4004
홈페이지 www.openbooks.co.kr **email** webmaster@openbooks.co.kr
Copyright (C) 안철우·김유식·정혜경, 2023, *Printed in Korea*.
ISBN 978-89-329-2339-0 03510 **발행일** 2023년 7월 5일 초판 1쇄

사람의집은 독자 여러분의 투고를 기다리고 있습니다. 좋은 기획안이나 원고가 있다면
사람의집 이메일 home@openbooks.co.kr로 보내 주십시오.